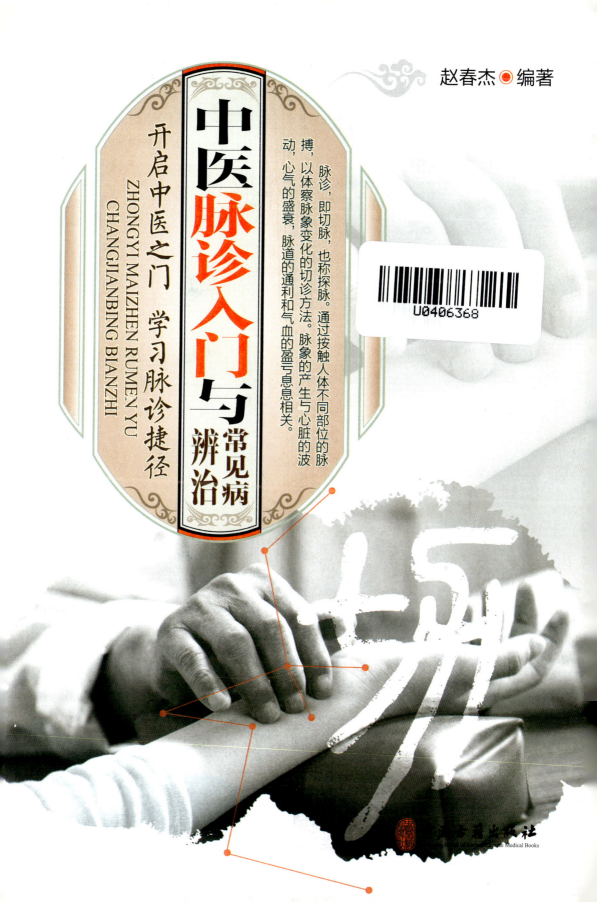

赵春杰 编著

中医脉诊入门与常见病辨治

开启中医之门 学习脉诊捷径

ZHONGYI MAIZHEN RUMEN YU CHANGJIANBING BIANZHI

脉诊,即切脉,也称探脉。通过按触人体不同部位的脉搏,以体察脉象变化的切诊方法。脉象的产生与心脏的波动、心气的盛衰、脉道的通利和气血的盈亏息息相关。

图书在版编目（CIP）数据

中医脉诊入门与常见病辨治 / 赵春杰编著 . -- 北京：中医古籍出版社, 2019.8
ISBN 978-7-5152-1901-1

Ⅰ.①中… Ⅱ.①赵… Ⅲ.①脉诊②常见病 – 辨证论治 Ⅳ.① R241

中国版本图书馆 CIP 数据核字 (2019) 第 140780 号

## 中医脉诊入门与常见病辨治

| 编　　著： | 赵春杰 |
| --- | --- |
| 责任编辑： | 宋长恒　张宇 |
| 出版发行： | 中医古籍出版社 |
| 社　　址： | 北京市东直门内南小街 16 号（100700） |
| 印　　刷： | 北京彩虹伟业印刷有限公司 |
| 发　　行： | 全国新华书店发行 |
| 开　　本： | 710mm×1000mm　1/16 |
| 印　　张： | 14 |
| 字　　数： | 222千字 |
| 版　　次： | 2019年8月第1版　2019年8月第1次印刷 |
| 书　　号： | ISBN 978-7-5152-1901-1 |
| 定　　价： | 68.00元 |

# 前言

中医学是我国重要的民族文化遗产，是历代人民在长期医疗实践中逐渐发展起来的具有独特理论风格和诊疗特点的医学体系。脉诊，是最具中医特色的征象。三指诊脉几乎已成为家喻户晓的中医学标识。它与望诊、问诊、闻诊合称为四诊，脉诊虽居于四诊之末，但却是四诊中非常重要而不可缺少的一环，是得出完整、正确诊断的重要依据之一。由于脉诊在中医诊断学中独特的地位和作用，历代医家对脉诊均十分重视，古今中医脉学书籍浩如烟海，难阅其详。为继承发扬祖国医学的宝贵遗产，使中医爱好者熟悉、掌握脉诊知识和技巧，我们编著了这本《脉诊入门与常见病辨治》。

本书共分11章：第1～4章分别介绍了脉诊的原理、脉诊的方法、脉诊技术要点等，对人体常用的28部脉的主病、特征、脉理及鉴别进行了详细的介绍；

第 5～11 章分别介绍了肺系疾病、心脑病证、脾胃肠病证、肝胆病证、肾膀胱病证、气血津液病证、经络肢体病证等常见病辨证论治的方法。

本着深入浅出、易懂易学、易记易用的原则，书中有大量的插图、表格，有利于读者对中医脉诊与常见病辨证论治的学习，对初学中医的人来说，这是一本必不可少的中医入门书籍。编写过程中难免有不足之处，恳请读者批评指正。

编　者

# 目 录

## 第1章　揭开脉诊的神秘面纱

脉诊的起源与发展 ………………………………………… 2
脉象形成的原理 …………………………………………… 3
脉诊的临床意义 …………………………………………… 4
　» 判断疾病的病位、性质和邪正盛衰 …………… 4
　» 推断疾病的进退预后 ………………………………… 4
诊脉的部位 ………………………………………………… 4
　» 三部九候诊法 ………………………………………… 5
　» 人迎寸口诊法 ………………………………………… 6
　» 仲景三部诊法 ………………………………………… 7
　» 寸口诊法 ……………………………………………… 8

## 第2章　脉诊有法

诊脉的时间选择 …………………………………………… 12
诊脉的体位 ………………………………………………… 13
诊脉的指法 ………………………………………………… 13
诊脉的举按寻 ……………………………………………… 14
诊脉的平息 ………………………………………………… 15
诊脉的五十动 ……………………………………………… 15
诊脉的脉象要素 …………………………………………… 15

## 第3章　正常脉象

### 正常脉象的特点 …… 20
- » 有胃 …… 20
- » 有神 …… 21
- » 有根 …… 21

### 脉象的生理变异 …… 22
- » 个体因素影响 …… 22
- » 外部因素影响 …… 24

## 第4章　病理性脉诊

### 浮脉类 …… 26
- » 浮脉 …… 26
- » 洪脉 …… 27
- » 濡脉 …… 28
- » 散脉 …… 28
- » 芤脉 …… 29
- » 革脉 …… 29

### 沉脉类 …… 30
- » 沉脉 …… 30
- » 伏脉 …… 31
- » 弱脉 …… 31
- » 牢脉 …… 32

### 迟脉类 …… 32
- » 迟脉 …… 32
- » 缓脉 …… 33
- » 涩脉 …… 34

- » 结脉 ... 34

## 数脉类 ... 35
- » 数脉 ... 35
- » 疾脉 ... 35
- » 促脉 ... 36
- » 动脉 ... 36

## 虚脉类 ... 37
- » 虚脉 ... 37
- » 细脉 ... 38
- » 微脉 ... 38
- » 代脉 ... 39
- » 短脉 ... 39

## 实脉类 ... 40
- » 实脉 ... 40
- » 滑脉 ... 40
- » 弦脉 ... 41
- » 紧脉 ... 42
- » 长脉 ... 42

## 脉象鉴别 ... 43
- » 类比法 ... 43
- » 对举法 ... 45

## 相兼脉与主病 ... 46

## 真脏脉 ... 47
- » 无胃之脉 ... 47
- » 无根之脉 ... 47
- » 无神之脉 ... 47

## 诊妇人脉 ... 48
- » 诊月经脉 ... 48

- » 诊妊娠脉 ... 48
- » 诊临产脉 ... 48

诊小儿脉 ... 49
运用脉诊的注意要点 ... 50
- » 独异脉的诊断意义 ... 50
- » 辨脉主病不可拘泥 ... 50
- » 脉症顺逆与从舍 ... 50

## 第5章 辨脉诊治肺系疾病

感冒 ... 56
咳嗽 ... 59
哮病 ... 63
喘病 ... 66
肺胀 ... 69
肺痈 ... 72
肺痨 ... 74

## 第6章 辨脉诊治心脑病证

心悸 ... 78
眩晕 ... 81
胸痹心痛 ... 84
不寐 ... 88
中风 ... 91
痴呆 ... 95
癫痫 ... 98
癫狂 ... 101

# 第7章 辨脉诊治脾胃肠病症

胃痛……………………………………………………………104
胃炎……………………………………………………………108
呕吐……………………………………………………………110
呃逆……………………………………………………………112
泄泻……………………………………………………………114
痢疾……………………………………………………………117
疟疾……………………………………………………………120
便秘……………………………………………………………123
腹痛……………………………………………………………126

# 第8章 辨脉诊治肝胆病证

胁痛……………………………………………………………130
黄疸……………………………………………………………132
胆胀……………………………………………………………136
鼓胀……………………………………………………………138

# 第9章 辨脉诊治肾膀胱病证

水肿……………………………………………………………144
淋证……………………………………………………………148
癃闭……………………………………………………………152
关格……………………………………………………………155
阳痿……………………………………………………………157
遗精……………………………………………………………159

## 第10章　辨脉诊治气血津液病证

郁病……………………………………………………………162
血证……………………………………………………………165
自汗、盗汗……………………………………………………174
消渴……………………………………………………………176
内伤发热………………………………………………………179
虚劳……………………………………………………………182
积聚……………………………………………………………187
厥证……………………………………………………………190
瘿病……………………………………………………………194

## 第11章　辨脉诊治经络肢体病证

头痛……………………………………………………………198
痹病……………………………………………………………202
痉病……………………………………………………………204
痿病……………………………………………………………207
颤震……………………………………………………………210
腰痛……………………………………………………………212

# 第1章
## 揭开脉诊的神秘面纱

脉诊，是医者以指腹切按患者身体一定部位的脉搏，体察患者脉象变化，以了解病情，诊断疾病，是中医学一种独特的诊断疾病的方法。

## § 脉诊的起源与发展 §

脉诊自古就有"神乎其技"的美誉。从"死生之域"的扁鹊医案，到李时珍的《濒湖脉学》，历代医学家穷尽一生，为其做注释，只是至今，脉学内部的信息仍未完全展现，它依旧"含情脉脉"，留待无数人去发现探索。随着无数医学大家的研究与推动，脉学也不断地发展。中医脉学不仅是中国独有的，还是世界独一无二的，它在中医学领域中，发挥着不可估量的作用。

据考证，脉学的起源与中医学是同步的，是以《黄帝内经》一书的问世为标志的。《黄帝内经·素问》中的《脉要精微论》《平人气象论》《玉机真脏论》等都是脉学有史书可查的重要参考文献。秦越人所著的《黄帝八十一难经》（简称《难经》）补充了《内经》的不足，奠定了脉学的理论基础。从第一难到第三十三难是重点论述脉的部分。1973年湖南长沙马王堆三号汉墓出土的医药文献帛书——《脉法》《阴阳脉症候》，也有用脉诊判断疾病的宝贵材料。这些都说明早在两千多年前，脉学已成为我国古代医学的重要组成部分了。

"医圣"张仲景所著的《伤寒杂病论》中可以看出脉诊已经广泛用于临床，并且有进一步的发展和提高，书中提出了"脉症并治"的方法，补充了《内经》《难经》的不足。到了晋代，最著名的莫过于太医王叔和所著的《脉经》，是脉学理论的开山之作，集历代脉论精华，以七言韵诗表述，文畅而意明，实用性强，广为流传。《脉经》的问世，标志着中医脉学理论的正式形成。它与《内经》《难经》《伤寒杂病论》合称为脉学四大经典之作，是脉学的万世楷模，历代医家推崇备至。

明朝时期出现了一位驰名中外的中医药学巨匠——李时珍，其所著《本草纲目》一书轰动全世界，所著《濒湖脉学》一书，可以与脉学四大经典著作相媲美。《濒湖脉学》一书集各家论脉之精华，归纳成二十七种脉象，书中不仅扼要论述了各种不同的脉象，还论述了相类似脉象的鉴别、脉象的相应病，等等，并采用歌诀体裁，便于诵记，读来朗朗上口，用起来得心应手，被后世视为珍宝。明末清初，著名医学家李延昰所著的《脉诀汇辨》，也堪称脉学奇书，他主张治六要，即辨析相类之脉，对举相反之脉，熟悉兼至之脉，察定平常本脉，准随时令变脉，确认真脏绝脉,并提出了运气学说在脉学中的运用,是后来者无与伦比的。据不完全统计,清代以前脉学著述已不下一百多种,其中虽有重复,但是仍不同程度地反映了我国古代脉学的发展。

## § 脉象形成的原理 §

脉象即脉动应指的形象。心主血脉,包括血和脉两个方面,脉为血之府,心与脉相连,心脏有规律地搏动,推动血液在脉管内运行,脉管也随之产生有节律的搏动(因而形成脉搏,故能心动应指,脉动应指,心脏有规律的搏动),血液在脉管内运行均由宗气所推动。血液循环脉管之中,流布全身,环周不息,除心脏的主导作用外,还必须有各脏器的协调配合,肺朝百脉,即是循行全身的血脉,均汇聚于肺,且肺主气,通过肺气的敷布,血液才能布散全身;脾胃为气血生化之源,脾主统血;肝藏血,主疏泄,调节循环血量;肾藏精,精化气,是人体阳气的根本,各脏腑组织功能活动的原动力,且精可以化生血,是生成血液的物质基础之一。因此脉象的形成,与脏腑气血密切相关。

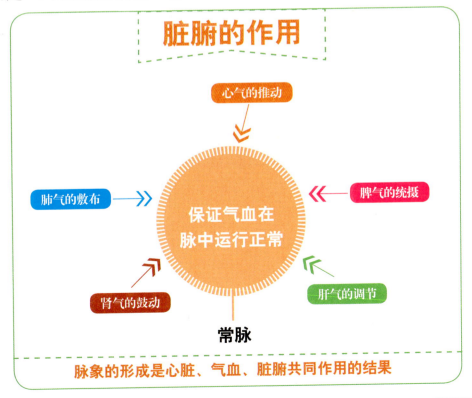

## § 脉诊的临床意义 §

脉象的形成,既然和脏腑气血关系十分密切,那么,气血脏腑发生病变,血脉运行受到影响,脉象就有变化,故通过诊察脉象的变化,可以判断疾病的病位、性质、邪正盛衰与推断疾病的进退预后。

### ◆ 判断疾病的病位、性质和邪正盛衰

疾病的表现尽管极其复杂,但从病位的深浅来说,不在表便在里,而脉象的浮沉,常足以反映病位的深浅。脉浮,病位多在表;脉沉,病位多在里。疾病的性质可分寒证与热证,脉象的迟数,可反映疾病的性质,如迟脉多主寒证,数脉多主热证。邪正斗争的消长,产生虚实的病理变化,而脉象的有力无力,能反映疾病的虚实证候。脉虚弱无力,是正气不足的虚证;脉实有力,是邪气亢盛的实证。

### ◆ 推断疾病的进退预后

脉诊对于推断疾病的进退预后,有一定的临床意义。如久病脉见缓和,是胃气渐复,病退向愈之兆;久病气虚、虚劳、失血、久泄久痢而见洪脉,则多属邪盛正衰危候。

外感热病,热势渐退,脉象出现缓和,是将愈之候;若脉急疾,烦躁为病进危候。

## § 诊脉的部位 §

诊脉的部位,有遍诊法,三部诊法和寸口诊法。遍诊法见于《素问·三部九候论》,切脉的部位有头、手、足三部,三部诊法见于汉代张仲景所著的《伤寒杂病论》。三部,即人迎(颈侧动脉)、寸口、趺阳(足背动脉)。人迎和趺阳两种诊脉部位,后世已少采用,自晋以来,普遍选用的切脉部位是寸口。寸口诊法始见于《内经》,主张独取寸口是《难经》,但当时这一主张未能普遍推行,直至晋代王叔和所著的《脉经》,才开始推广独取寸口的诊脉方法。

## 第1章 揭开脉诊的神秘面纱

### ◆ 三部九候诊法

三部九候诊法出自《素问·三部九候论》，又称遍诊法，即遍诊上、中、下三部有关的动脉。诊察这些脉动部位的脉象，可以了解全身各脏腑、经脉的生理病理状况。

上为头部、中为手部、下为足部。在上、中、下三部又各分为天、地、人三候，三三合而为九，故称为三部九候诊法。

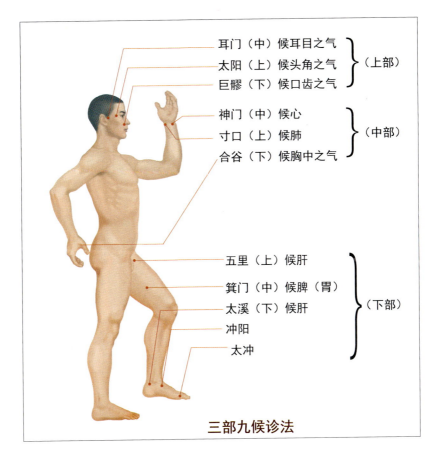

**三部九候诊法**

**三部九候诊法诊脉部位及临床意义：**

上部：上部天是指两侧颞动脉，可以反映头额及颞部的病痛；上部人是指耳前动脉，可以了解目和耳的情况；上部地，是指两颊动脉，可以了解口腔和牙齿的情况。

中部：中部天，是手太阴肺经的动脉处，可候肺气；中部人，是手少阴心经的动脉处，可候心气；中部地，是手阳明大肠经的动脉处，候胸中之气。

下部：下部天，是足厥阴肝经的动脉处，候肝气；下部人，是足太阴脾经或足阳明胃经的动脉处，候脾胃之气；下部地，是足少阴肾经的动脉处，候肾气。

《素问·三部九候论》说："人有三部，部有三候，以决死生，以处百病，以调虚实，而除邪疾。"可见，三部九候诊法是一种古老的诊脉方法，其用义是何处脉象有变化，便可提示相应部位、经络、脏腑发生病变的可能，而不是用一处或几处脉象来测知全身情况。

| 三部 | 九候 | 相应经脉和穴位 | 所属动脉 | 诊断意义 |
|---|---|---|---|---|
| 上部（头） | 天 | 足少阳经（两额动脉）太阳穴 | 颞浅动脉 | 候头角之气 |
| | 地 | 足阳明经（两颊动脉）巨髎穴 | 面动脉（颌内动脉） | 候口齿之气 |
| | 人 | 手少阳经（耳前动脉）耳门穴 | 颞浅动脉 | 候耳目之气 |
| 中部（手） | 天 | 手太阴经寸口部的太渊穴、经渠穴 | 桡动脉 | 候肺之气 |
| | 地 | 手阳明经合谷穴 | 拇主要动脉 | 候胸中之气 |
| | 人 | 手少阴经神门穴 | 尺动脉 | 候心之气 |
| 下部（足） | 天 | 足厥阴经五里穴或太冲穴 | 蟾背动脉 | 候肝之气 |
| | 地 | 足少阴经太溪穴 | 胫后动脉跟支 | 候肾之气 |
| | 人 | 足太阴经箕门穴或足阳明经冲阳穴 | 股动脉或足背动脉 | 候脾胃之气 |

## ◆ 人迎寸口诊法

人迎寸口诊法，是对人迎和寸口脉象相互参照，进行分析的一种方法。该诊法出自《灵枢·终始》："持其脉口（寸口）人迎，以知阴阳有余不足，平与不平。"

寸口主要反映内脏的情况，人迎（颈总动脉）主要反映体表情况，这二处脉象是相应的，来去大小亦相一致。按照《内经》的认识，在正常情况下，春季人迎脉稍大于寸口脉；秋冬季寸口脉稍大于人迎脉。如果人迎脉大于寸口脉一倍、二倍、三倍时，疾病由表入里，并说明表邪盛为主，如人迎脉大于寸口脉四倍者名为"外格"，大而数者是危重的证候。反之，寸口脉大于人迎脉一倍、二倍、三倍时，为寒邪在里，或内脏阳虚，寸口脉四倍于人迎脉者名为"内关"，大而数者亦为危重征象。

# 第1章 揭开脉诊的神秘面纱

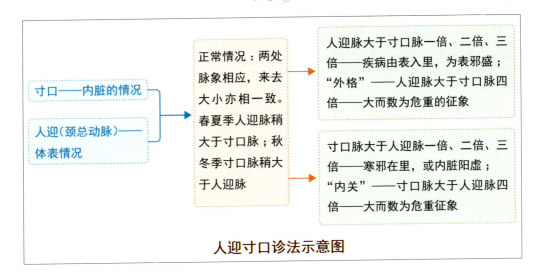

**人迎寸口诊法示意图**

## ◆ 仲景三部诊法

三部诊法是诊察颈人迎、手寸口、足趺阳三个部位的脉象变化以推测病情的一种方法。这种诊法由汉代张仲景所倡导，又主要见于仲景之《伤寒杂病论》，故后世常称为仲景三部诊脉法。

《内经》遍诊法问世后，《难经》将诊脉部位广泛的三部九候法完全分配于寸口，以寸口诊法取代了遍诊法，致当时独取寸口法颇为盛行。而张仲景既十分重视寸口诊法的意义，又主张三部诊法合参。如《伤寒杂病论·序》云："观今之医……按寸不及尺，握手不及足，人迎趺阳三部不参，动数发息，不满五十。"抨击了当时医生诊脉时的草率作风，强调了人迎、寸口、趺阳三部合参的重要，进一步阐发了《内经》《难经》的诊脉方法。

三部，指人迎（颈侧动脉）、寸口（桡动脉）、趺阳（足背动脉）三个诊脉部位而言。其中以人迎、趺阳候胃气的变化，主要用于寸口无脉及患者危重之时；而寸口脉则主要候十二经及脏腑之气的变化，尤多用于全身性疾病的诊断。正如《全生指迷方·卷一》所说："诊脉之法，其要有三：一曰人迎，在结喉两旁，取之应指而动，此部法天也。二曰三部，谓寸关尺也。手腕上侧有骨稍高，曰高骨。先以中指按骨，谓之关，前指为寸部，后指为尺部。尺寸以分阴阳，阳降阴升，通度由关以出入，故谓之关，此部法人。三曰趺阳，在足面系鞋之所，按之应指而动者是也，此部法地。三者皆气之出入要会，所以能决吉凶死生。凡三处，大小迟速，相应齐等，则为无病之人。故曰：人迎、趺阳三部不参，动数发息，不满五十,未知生死,以三者为决死生之要也。"

### ◆ 寸口诊法

寸口诊法是一种切压腕后桡动脉浅表部位以体察脉象变化的脉诊方法。寸口又称气口或脉口,在病变时反应较敏感,容易感知,所以从寸口脉象变化既可了解机体正气盛衰和营卫气血运行情况,又可判断病邪对脏腑的影响。

**1. 寸口部位**

寸口分寸、关、尺三部,以高骨(桡骨茎突)为标志,其稍内方的部位为关,关前(腕端)为寸,关后(肘端)为尺。两手各分寸、关、尺三部,共六部脉。寸、关、尺三部可分浮、中、沉三候,是寸口诊法的三部九候。

**2. 寸口脉诊病的原理**

(1)寸口部为"脉之大会",为脏腑诸气的通道。寸口脉属手太阴肺经之脉,手太阴肺经为十二经脉的始终。脉气流注肺而总会聚于寸口,故全身各脏腑生理功能的盛衰,营卫气血的盈亏,均可从寸口部的脉象上反映出来。

(2)肺脾同属太阴经,有脉气相通,可反映宗气的盛衰。脉气变化见于寸口,故寸口脉动与宗气一致。

(3)寸口部脉气最明显。寸口部是手太阴肺经"经穴"(经渠)和"输穴"(太渊)的所在处,为手太阴肺经经气流注和经气渐旺,以至达到最旺盛的特殊反应点,故前人有"脉会太渊"之说,其脉象变化最有代表性。

(4)寸口处为桡动脉,其脉动明显,脉气准确,诊脉方便,因此寸口部为诊脉的最理想部位。

**4. 寸口脉的分部**

寸口脉分为寸、关、尺三部,以腕后高骨(桡骨茎突)为标记,其内侧的部位为关,关前(腕侧)一指为寸,关后(肘侧)一指为尺。两手各有寸、关、尺三部,共六部脉。

寸口诊法的三部九候:寸口脉分为寸关尺三部,每部诊脉时又可施行浮、中、沉三候,共称三部九候,和遍诊法的三部九候名同而实异。

**5. 寸口脉分候脏腑**

关于寸关尺分候脏腑,文献记载有不同说法,具有代表性者如下表所示。从下表可以看出,寸口六部脏腑分候中,五脏及胃、胆、膀胱的分属部位,各家所说皆同,分歧主要在大、小肠和三焦。产生分歧的主要原因不外两个方面,一是根据脏腑经络相表里的关系,把肺与大肠定位于右寸,心与小肠定位于左寸;另一种是根据脏腑的解剖位置,"尺主腹中",所以把大小肠定位在尺部;将尺部定为三焦者,只是个别医家的意见。

**寸口脉分候脏腑部位简表**

| 寸关尺 | 左手 | 右手 | 分候部位 |
|---|---|---|---|
| 寸 | 候心 | 候肺 | 胸以上及头部的疾病 |
| 关 | 候肝胆 | 候脾胃 | 膈以下至脐以上部位的疾病 |
| 尺 | 候肾 | 候肾 | 脐以下至足部疾病 |

现在临床上一般是根据《内经》"上竟上""下竟下"的原则,即上(寸脉)以候上(身躯上部),下(尺脉)以候下(身躯下部),来划分寸口三部所分候的脏腑:左寸候心,右寸候肺,并统括胸以上及头部的疾病;左关候肝胆,右关候脾胃,统括膈以下至脐以上部位的疾病;两尺候肾,并包括脐以下至足部疾病。

此外,也有不分寸、关、尺,但以浮、中、沉分候脏腑的方法,如以左手浮取候心,中取候肝,沉取候肾;右手浮取候肺,中取候脾,沉取候肾(命门)。

寸口诊法的脏腑相应定位,在临床实践中积累了丰富的经验。但其中还存在着不少理论和实际问题,有待进一步研究。

**寸口分候脏腑的几种学说比较**

| 学说 | 寸 | | 关 | | 尺 | |
|---|---|---|---|---|---|---|
| | 左 | 右 | 左 | 右 | 左 | 右 |
| 内经 | 心 | 肺 | 肝 | 脾 | 肾 | 肾 |
| | 膻中 | 胸中 | 膈 | 胃 | 腹中 | 腹中 |
| 难经 | 心 | 肺 | 肝 | 脾 | 肾 | 肾 |
| | 小肠 | 大肠 | 胆 | 胃 | 膀胱 | 命门 |
| 脉经 | 心 | 肺 | 肝 | 脾 | 肾 | 肾 |
| | 小肠 | 大肠 | 胆 | 胃 | 膀胱 | 三焦 |
| 备急千金要方 | 心 | 肺 | 肝 | 脾 | 肾 | 肾 |
| | 小肠 | 大肠 | 胆 | 胃 | 膀胱 | 膀胱 |

|      | 寸 | | 关 | | 尺 | |
| --- | --- | --- | --- | --- | --- | --- |
| 诊家枢要 | 心<br>小肠 | 肺<br>大肠 | 肝<br>胆 | 脾<br>胃 | 肾（命门）<br>膀胱 | 命门<br>心包络<br>三焦 |
| 濒湖脉学 | 心<br>膻中 | 肺<br>胸中 | 肝<br>胆 | 脾<br>胃 | 肾<br>膀胱<br>小肠 | 肾<br>大肠 |
| 景岳全书 | 心<br>心包络 | 肺<br>膻中 | 肝<br>胆 | 脾<br>胃 | 肾<br>膀胱<br>大肠 | 肾<br>三焦<br>命门<br>小肠 |
| 医宗金鉴 | 心<br>膻中 | 肺<br>胸中 | 肝<br>膈胆 | 脾<br>胃 | 肾<br>膀胱<br>小肠 | 肾<br>大肠 |

关于寸口分候脏腑的理论根据，诸说不一。

（1）根据气血阴阳的理论而确定：中医学认为，右手偏旺于气，左手偏旺于血。肺主气，气旺于右，胸中为肺的宫城，肺又主气，并为宗气所居之处，故以右寸配肺；心主血，血旺于左，膻中（心包络）为心的外围，故以左寸候心与膻中；脾居中州，体虽偏左而气行于右，由于脾胃互为表里，故以右关配脾胃；肝主藏血，其体虽在右而气化作用实行于左，由于肝与胆互为表里，故以肝胆配左关；肾在腰之两旁，位居低下，故候于两尺；小腹属下，为大小肠、膀胱所居之处；而膀胱、小肠从阴以配于左尺；大肠从阳以配于右尺。诚如李时珍所云："两手六部皆肺经之脉，特取此以候五脏六腑之气耳，非为五脏六腑所居之处也。"说明寸口脉所候，为五脏六腑之气，而非其体。

（2）根据脏腑部位所在而确定：《难经·十八难》指出："上部法天，主胸以上至头之有疾也；中部法人，主膈以下至脐之有疾也；下部法地，主脐之以下至足之有疾也。"这是把躯体划分为胸、膈、腹三部，由于心肺居于胸中，故应于两寸；肝脾居于膈下，故应于两关；两肾居于脐下，故应于两尺。这种脏腑配属方法，实际是源于《内经》"上竟上""下竟下"的原则。寸口脉象主病的意义，在临床上常用"独异"主病的概念，即首先综观三部脉的共同特征，了解脉象变化与病性病位的关系，如弦主肝病，濡主脾病，洪数多主热证，沉紧多主寒证等；然后再比较六部脉象，是否在某一部位有独特的变化，根据脏腑与寸口脉相应的关系，推测发病部位。

# 第 2 章

## 脉诊有法

## § 诊脉的时间选择 §

诊脉的时间最好是清晨（平旦）未起床、未进食时。由于脉象是非常灵敏的生理与病理信息，它的变化与气血的运行有密切关系，并受饮食、运动、情绪等方面因素的影响。清晨未起床、未进食时，机体内外环境比较安定，脉象能比较准确地反映机体的基础生理情况，同时亦比较容易发现病理性脉象。《素问·脉要精微论》曰："诊法常以平旦，阴气未动，阳气未散，饮食未进，经脉未盛，络脉调匀，气血未乱，故乃可诊有过之脉。"说明清晨是诊脉的理想时间，但这样的要求一般很难做到，特别是对门诊、急诊的患者，要及时诊察病情，而不能拘泥于平旦。总的来说，诊脉时要求有一个安静的内外环境。诊脉之前，先让患者休息片刻，使气血平静，医生也要平心静气，然后开始诊脉。诊室也要保持安静。在特殊的情况下应随时随地诊察患者，不必拘泥于这些条件。

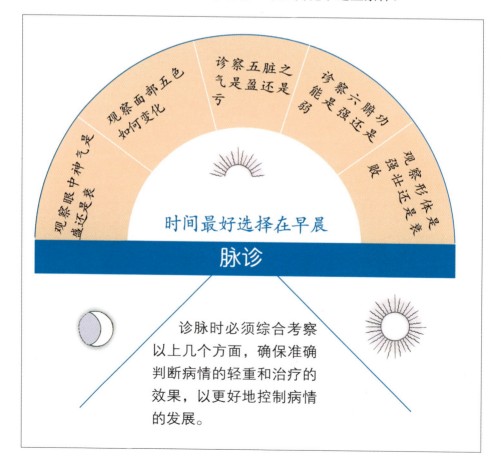

# 第 2 章　诊脉有法

## § 诊脉的体位 §

诊脉时要让患者取坐位或正卧位，前臂自然向前平展，与心脏置于同一水平，手腕伸直，手掌向上，手指微微弯曲，在腕关节下面垫一松软的脉枕，使寸口部充分暴露伸展，气血畅通，便于诊察脉象。如果是侧卧，下面手臂受压；或上臂扭转，脉气不能畅通；或手臂过高或过低，与心脏不在一个水平面时，都可以影响气血的运行，使脉象失真。《医存》曰："病者侧卧，则在下之臂受压而脉不行；若覆其手，则腕扭而脉行不利；若低其手，则血下注而脉滞；若举其手，则气上窜而脉弛；若身覆则气压而脉困；若身动则气扰而脉忙。"因此，诊脉时必须注意患者的体位，只有采取正确的体位，才能获得比较真切的指感。

## § 诊脉的指法 §

指法是指医生诊脉的具体操作方法。正确而规范地运用指法，可以获得比较丰富而准确的病理信息。临床诊脉常用的指法，可概括为选指、布指和运指等。

### 1．选指

医者在诊脉时应当选用左手或右手的食指、中指和无名指三个手指指目，手指指端平齐，手指略呈弓形倾斜，与受诊者体表约呈 45°角为宜，这样的角度可以使指目紧贴于脉搏搏动处。指目即指头和指腹交界棱起之处，与指甲二角连线之间的部位，形如人目，是手指触觉比较灵敏的部位，而且推移灵活，便于寻找指感最清晰的部位，并可根据需要适当地调节指力。如脉象细小时，手指着力点可偏重于指目前端；脉象粗大时，着力点偏重于指目后端。指尖的感觉虽灵敏，但因有指甲，不宜垂直加压。指腹的肌肉较丰厚，用指腹切脉有时会受医者自身手指动脉搏动的干扰，容易产生错觉。所以诊脉时三指平按或垂直下指都是不合适的。

### 2．布指

医生下指时，先以中指按在掌后高骨内侧动脉处，称为中指定关，然后用食指按在关前（腕侧）定寸，用无名指按在关后（肘侧）定尺。切脉时布指的疏密要得当，要与患者手臂长短和医生的手指粗细相适应，患者的手臂长或医者手指较细者，布指宜疏，反之宜密。小儿寸口部位甚短，一般多用"一指（拇指或食指）定关法"，而不必细分寸、关、尺三部。

3. 运指

指医生布指之后，运用指力的轻重、挪移及布指变化以体察脉象。常用的指法有举、按、寻、总按和单诊等。

> （1）**举法**：指医生的手指用力较轻地按在寸口脉搏跳动部位以体察脉象。用举的指法取脉又称为"浮取"。
>
> （2）**按法**：指医生手指用力较重，甚至按到筋骨以体察脉象。用按的指法取脉又称为"沉取"。
>
> （3）**寻法**：寻即寻找的意思，指医生手指用力不轻不重，按至肌肉，并调节适当指力，或左右推寻，以细细体察脉象。用力不轻不重，按至肌肉而取脉，称为"中取"。
>
> （4）**总按**：即三指同时用大小相等的指力诊脉的方法，从总体上辨别寸关尺三部和左右两手脉象的形态、脉位、脉力等。
>
> （5）**单诊**：用一个手指诊察一部脉象的方法。主要用于分别了解寸、关、尺各部脉象的位、数、形、势等变化特征。

临床时一般三指均匀用力，但亦可三指用力不一，总按和单诊配合运用，以求全面捕获脉象信息。

## § 诊脉的举按寻 §

这是诊脉时运用指力的轻重和挪移，以探索脉象的一种手法。滑伯仁《诊家枢要》有言："持脉之要有三：曰举、按、寻。轻手循之曰举，重手取之曰按，不轻不重，委曲求之曰寻。初持脉，轻手候之，脉见皮肤之间者，阳也，腑也，亦心肺之应也。重手得之，脉伏于肉下者，阴也，脏也，亦肝肾之应也。不轻不重，中而取之，其脉应于血肉之间者，阴阳相适，冲和之应，脾胃之候也。若浮中沉之不见，则委曲求之，若隐若现，则阴阳伏匿之脉也，三部皆然。"持脉之要有三，就是举、按、寻。用轻指力按在皮肤上叫举，又叫浮取或轻取；用重指力按在筋骨间，叫按，又称沉取或重取；指力不轻不重，还可亦轻亦重，以委曲求之叫寻。因此诊脉必须注意举、按、寻之间的脉象变化。此外，当三部脉有独异时，还必须逐渐挪移指位，内外推寻。寻者寻找之意，不是中取。

## § 诊脉的平息 §

一呼一吸称一息，诊脉时，医者的呼吸要自然均匀，用一呼一吸的时间去计算患者脉搏的至数，如正常脉象及病理性脉象之迟、数、缓、疾等脉，均以息计，今天有秒表对诊脉有一定的帮助。但平息的意义还不止如此。平是平调的意思，要求医者在诊脉时，思想集中，全神贯注。因此，平息除了以"息"计脉之外，还要做到虚心而静，全神贯注。

## § 诊脉的五十动 §

指医生对患者诊脉的时间一般不应少于 50 次脉跳的时间。每次诊脉每只手应不少于 1 分钟，两手以 3 分钟左右为宜。诊脉时间过短，则不能仔细辨别脉象的节律等变化；诊脉时间过长，则因指压过久亦可使脉象发生变化，所诊之脉有可能失真。古人提出诊脉需要诊"五十动"，其意义有二，一是有利于仔细辨别脉搏的节律变化，了解脉搏跳动 50 次中有没有出现脉搏节律不齐的促、结、代等脉象，或者是否有时快时慢、三五不调的脉象，如果在脉跳五十次中不见节律不齐的脉象，则以后的脉搏跳动也就一般不会出现了；二是提醒医者在诊脉时态度要严肃认真，不得随便触按而草率从事，正如张仲景所说："动数发息，不满五十，短期未知决诊，九候曾无仿佛……夫欲视死别生，实为难矣！"如果第一个五十动仍辨不清楚，可延至第二个或第三个五十动。总之，每次诊脉时间，以 2～3 分钟为宜。

## § 诊脉的脉象要素 §

脉象，是指脉搏的快慢、强弱、深浅的情况，为中医辨证的依据之一。脉象要素，指脉象的基本组成部分，包括位、数、形、势等四个方面。

脉象的辨识主要依靠手指的感觉。脉象的种类很多，中医文献常从位、数、形、势四个方面加以分析归纳，它与脉搏的频率、节律、呈现的部位、长度、宽度，脉管的充盈度、紧张度，血流的通畅流利度，心脏搏动的强弱等因素有关。掌握脉象要素，对于理解各种脉象的特征及形成机理，可起到执简驭繁的作用。

| | |
|---|---|
| 脉位 | 指脉搏跳动显现的部位和长度。每次诊脉均应诊察脉搏显现部位的深浅、长短。正常脉搏的部位不浮不沉，中取可得，寸、关、尺三部有脉。 |
| 脉数 | 指脉搏跳动的至数和节律。每次诊脉均应诊察脉搏的频率快慢和节律是否均匀。正常成人，脉搏的频率约为每分钟70～90次，且节律均匀，没有歇止。 |
| 脉形 | 指脉搏跳动的宽度等形态。每次诊脉均应诊察脉搏的大小、软硬等形状。脉形主要与脉管的充盈度、脉搏波动的幅度等因素有关。 |
| 脉势 | 指脉搏应指的强弱、流畅等趋势。脉势包含着多种因素，如脉动的轴向和径向力度；主要有由心脏和阻力影响所产生的流利度；由血管弹性和张力影响而产生的紧张度等。每次诊脉均应诊察脉动势力的强弱及流畅程度。正常脉象，应指和缓，力度适中。 |

以上是构成脉象的基本要素，也是体察脉象的基本要点。就脉位而言，脉位表浅者为浮脉；脉位深沉者为沉脉等；脉搏超过寸、关、尺三部者为长脉，脉动不及寸、尺者为短脉。就脉数而言，一息五至以上为数脉等；一息不满四至为迟脉；出现歇止者，有促脉、结脉、代脉等脉的不同；脉律快慢不匀者，为三五不调，有散脉、涩脉等。就脉形而言，脉管较充盈，脉搏幅度较大者为洪脉；脉管充盈度较小，搏动幅度较小者为细脉；脉管弹性差、欠柔和者为弦脉；脉体柔软无力者为濡脉、缓脉等。就脉势而言，应指有力为实脉；应指无力为虚脉；通畅状态较好，脉来流利圆滑者为滑脉；通畅状态较差，脉来艰涩不畅者为涩脉等。脉象的辨别，主要依据医者指下感觉，因此，医者察脉，必须反复练习指感，细心体察，尤其是对脉象的位、数、形、势等更应反复体察，将各种脉象要素综合起来进行分析，才能形成比较完整的脉象，才能正确地分辨各种病脉。

# 第2章 诊脉有法

## 脉象口诀歌

脉理分，用心细，三法四中要熟记。人脉难，需勤理，察形辨象非容易，浮沉迟数力为中，扩充各脉真消息，此理需明未诊前，免之新医吃脉记，经为一贯用心机，指下回声诊妙记。

浮脉：轻寻有，按无有，浮脉漂然肉上游，水帆木浮未定向，浮脉中间仔细究，有力恶风见表实，无神无力指虚浮，浮脉里有七瓣（浮紧、浮缓、浮滑、浮数、浮迟、浮虚、浮洪），其中理性要经验。

洪脉：洪脉满指波涛似，来时力状去自然。脉洪阳盛虽夏旺，非是火盛治灾凡。

实脉：实毕毕更属长，举按充实力最强，新病逢时是火盛，久病逢时或气痛。

长脉：长脉直过本位前，迢迢自弱类长杆，心肾身强气本状，实脉相联似剑长。

短脉：短脉象形似龟，藏头露尾脉中筋，寸尺可凭关不诊，涩微动结似相随，主病逢之为难治，概似真元气多亏。

芤脉：两边实中间空，芤形脉似软如葱，寸阳见芤血上溢，芤现迟脉下流红，芤形浮细须轻诊，睡眠浮脉像得诊，气血伤耗精神损，自汗阳虚骨蒸深。

散脉：散脉形浮无沉候，如寻至数拘不定，满指散乱似扬先，按之分散难归整，产是生早胎为堕，久病脉散必丧命。

沉脉：沉脉壮重迎指，如石投水往下沉，按之无力真元弱，有力为痛滞气侵，中寒其脉均沉类（沉紧、沉滑、沉弦、沉细、沉数、沉迟、沉微），数头机关勿误人。

微脉：细微小至如弦，沉而极细最不断，春夏少年均不宜，春冬老弱确为善。

伏脉：沉之深，伏脉游，下指推筋靠骨求，真气不行症痞结，脉丧泻之不出头。

弱脉：沉细软绵似弱脉，轻寻无板重采知，元气耗损精血虚，少年可虑白头矣。

虚脉：虚脉举指迟大软，按之无力又空洞，精神气血都伤损，病因虚法汗多中。

牢脉：沉而伏力很强，牢形实大和弦长，劳伤微疾真精损，气喘腹疝七情伤。

革脉：革脉肢体自浮急，象诊真似按鼓皮，女人半产并崩漏，男子血虚或"梦遗"。

迟脉：寻肉内至来三，来往极慢微迟脉，浮迟表寒是表证，沉迟里冷必定见。缓、结、代、涩居迟类，不究详细莫轻谈。

缓脉：缓四至通不偏，和风杨柳袅自然，欲从脉里求神气，只在从容和缓间，缓迟气血皆伤损，和缓从容为气安。

结脉：缓一指复又来，结脉肢体记在怀，悲虑积中成郁结，五芤交攻为痞灾。(五芤：气、血、痰、饮、食)

代脉：缓之不能随手知，良久方来是代脉，代是气衰凶且甚，妊娠奉同生机存。

涩脉：脉道涩难疏通，细迟短散何成形，来往湿滞似刮竹，病蚕食叶慢又难，思虑交愁里积久，不但损血又伤精。

数脉：来往速数脉形，一息六至仔细凭，数脉属阳热可知，只把虚实火来医，实要凉泻虚温补，肺病秋深却畏之。急、紧、弦、滑、动、促都从数脉安排定。

疾脉：快过数者脉名疾，载阳又可阳凶升。

紧脉：数又弦疾和成紧，举如转索切绳形。浮紧表寒身体痛，沉紧逢见腹疼痛。

弦脉：举迎手按不转，弦长端直若丝弦，受病轻重如何认，指在弦上软硬看。

滑脉：滑脉如珠滚滚来，往来流利却还前，停食痰气胸中瘀，妇女滑缓定是胎。

# 第3章 正常脉象

# § 正常脉象的特点 §

正常脉象古称平脉,是健康无病之人的脉象。正常脉象的形态是三部有脉,一息四至(闰以太息五至,相当 72～80 次 / 分),不浮不沉,不大不小,从容和缓,柔和有力,节律一致,尺脉沉取有一定力量,并随生理活动和气候环境的不同而有相应的正常变化。正常脉象有胃、神、根三个特点。胃、神、根是从不同侧面强调了正常脉象所必备的条件,三者相互补充而不能截然分开,其临床意义是人体正常生理功能的标志之一。平脉反映机体气血充盈,脏腑功能健旺,阴阳平衡,精神安和的生理状态,是健康的象征。

## ◆ 有胃

"有胃",即脉有胃气。脉之胃气,主要反映脾胃运化功能的盛衰、营养状况的优劣和能量的储备状况。正如《素问·平人气象论》所说:"人以水谷为本,故人绝水谷则死,脉无胃气亦死。"

脉象中的"胃气",在切脉时可以感知,《灵枢·终始》认为是"谷气来也徐而和",就是说有胃气的脉应是不疾不徐、从容和缓。《素问·玉机真脏论》说:"脉弱以滑,是有胃气。"《景岳全书》:"大都脉来时,宜无太过,无不及,自有一种雍容和缓之状,便是有胃气之脉。"戴启宗《脉诀刊误》则称:"凡脉不大不细,不长不短,不浮不沉,不滑不涩,应手中和,意思欣欣,难以名状者,为胃气"。陈士铎《脉诀阐微》指出:"无论寸关尺,下指之时觉有平和之象,即是有胃气。"这些论述虽说法不一,但均可供参考。

现在一般认为,脉有胃气的表现是指下具有从容、徐和、软滑的感觉。平人脉象不浮不沉,不疾不徐,来去从容,节律一致,是为有胃气。即使是病脉,不论浮沉迟数,但有冲和之象,便是有胃气。

胃为"水谷之海",是人体营卫气血生化之源,各脏腑、组织、经络的功能活动,有赖于胃气的充养。脉之胃气亦赖水谷之气的充养,在一定程度亦决定于胃气的有无。人以胃气为本,脉亦以胃气为本,有胃气则生,少胃气则病,无胃气则死。正如清·程国彭《医学心悟·脉法金针》所言:"凡诊脉之要,有胃气曰生,胃气少曰病,胃气尽曰不治。"脉有胃气,则为平脉,脉少胃气,则为病变,脉无胃气,则属真脏脉,或为难治或不治之征象,故脉有无胃气对判断疾病凶吉预后有重要的意义。

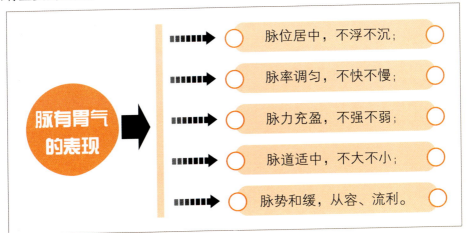

◆ 有神

"有神"，即脉有神气。诊脉神之有无，可察精气之盈亏，并与胃气的盛衰有关。

脉之有神的表现，李杲认为"脉中有力，即为有神"，周学霆认为"缓即为有神"，陈士铎《脉诀阐微》中说："无论浮沉、迟数、滑涩、大小之各脉，按指之下若有条理，先后秩然不乱者，此有神之至也。若按指而充然有力者，有神之次也。其余按指而微微鼓动者，亦谓有神。"综合各家之说，脉之有神是指脉律整齐、柔和有力。即使微弱之脉，但未至于散乱而完全无力；弦实之脉，仍带柔和之象，皆属脉有神气。反之，脉来散乱，时大时小，时急时徐，时断时续，或弦实过硬，或微弱欲无，都是无神的脉象。

脉贵有神与脉有胃气的表现基本一致，都是具有和缓有力之象，故周学海说："脉以胃气为有神。"神以精气为物质基础，而精气产生于水谷之气，故有胃即有神。

"神"是机体生命活动的体现，可表现在各个方面，亦可表现在脉象上。脉象有神，常人见之，精气充盛；有病之人见之，虽病而精气未竭。故观察脉神推测病情，须与全身情况结合，患者形神充沛，虽见脉神不振，尚有挽回之望；若形神已失，虽脉无凶象，亦不能掉以轻心。

◆ 有根

"有根"，即脉有根基。脉之有根无根主要说明肾气的盛衰。由于肾藏精，乃先天之本，元气之根，人身十二经脉全赖肾间动气之生发，故《难经·八难》说："然诸十二经脉者，皆系于生气之原，所谓生气之原者，谓十二经之根本也，谓肾间动气也，此五脏六腑之本，十二经脉之根……"

有根脉主要表现为尺脉有力、沉取不绝两个方面。因为尺脉候肾，沉取候肾，尺脉沉取应指有力，就是有根的脉象。若在病中，证虽危重，但尺脉沉取尚可摸得，则为肾气未绝，犹如树木之有根，枝叶虽枯，根本不坏，尚有生机。正如王叔和所说："寸口虽无，尺犹不绝，如此之流，何忧陨灭。"相反，若尺脉沉取不应，则说明肾气已败，病情危笃。

总之，脉贵有胃、有神、有根，是从不同侧面强调正常脉象的必备条件。胃神根三者是三位一体的，相互补充而不能截然分开，有胃必然有神、有根，即不论是何种脉象，只要节律整齐，有力中不失柔和，和缓中不失有力，尺部沉取应指有力，就是有胃、有神、有根的表现，说明脾胃、心、肾等脏腑功能不衰，气血精神未绝，虽病而病尚轻浅，正气未伤，生机仍在，预后良好。

## § 脉象的生理变异 §

脉象受年龄、性别、形体、生活起居、职业和精神情志等因素的影响，机体为适应内外环境的变化而进行自身调节，因而可以出现各种生理变异。当然，这些脉象的变异，往往是暂时的，或者是可逆的，只要有胃、有神、有根，仍属平脉范围，临床应与病脉相鉴别。

### ◆ 个体因素影响

**1. 性别**

由于性别的不同，导致体质的差异，而脉象亦随之各异。一般说女性的脉势较男性的脉势弱，且至数稍快，脉形较细小。

**2. 年龄**

年龄越小，脉搏越快，婴儿每分钟脉搏120～140次；五六岁的幼儿，每分钟脉搏90～110次；年龄渐长则脉象渐和缓。青年体壮脉搏有力；老人气血虚弱，精力渐衰，脉搏较弱。

**3. 体质**

身躯高大的人，脉的显现部位较长；矮小的人，脉的显现部位较短；瘦人肌肉薄，脉常浮；肥胖的人，皮下脂肪厚，脉常沉。凡常见六脉沉细等同，而无病象的叫作六阴脉；六脉常见洪大等同，而无病象的，叫作六阳脉。

### 4. 脉位变异

有的人脉不见于寸口，而从尺部斜向手背，名叫斜飞脉；若脉出现在寸口的背侧，名叫反关脉；还有出现于腕侧其他位置的，都是生理特异的脉位，即桡动脉解剖位置的变异，不属病脉。

**脉象的生理变异归纳表**

| 生理变异因素 | | 举例 |
|---|---|---|
| 个体因素 | 性别 | 女性的脉势较男性的脉势弱，且至数稍快，脉形较细小 |
| | 年龄 | 三岁以内的小儿，一息七八至为平脉 |
| | | 5～6岁的小儿，一息六至平脉 |
| | | 青年人的脉象较大且有力，老年人脉象多弦 |
| | 体质 | 身躯高大的人——脉长；矮小的人——脉短 |
| | | 瘦人——脉多浮；胖人——脉多沉 |
| | | 运动员——脉多缓而有力 |
| | | 六阴脉——六脉同等沉细而无病者；六阳脉——六脉同等洪大而无病者 |
| | 脉位变异 | 斜飞脉——脉不见于寸口，而从尺部斜向手背 |
| | | 反关脉——脉出现在寸口的背侧 |
| | | 还有出现在腕侧其他位置的，都是生理特异的脉位，即桡动脉解剖位置的变异，不属病脉 |
| 外部因素影响 | 情志 | 喜致脉缓；怒致脉弦；惊致脉动等 |
| | 劳逸 | 剧烈活动之后，脉多洪数；入睡之后，脉多迟缓 |
| | | 长期从事体力劳动之人与从事脑力劳动之人比较，脉多大而有力 |
| | 饮食 | 酒后、饭后脉稍数而有力；饥饿时脉多缓弱 |
| | 季节 | 春微弦、夏为钩、秋微毛、冬为石 |
| | 昼夜 | 昼日脉象偏浮而有力；夜间脉象偏沉而细缓 |
| | 地理环境 | 东南方的人脉多细软偏数；西北方的人脉象多沉实 |

## ◆ 外部因素影响

**1．情志**

一时性的精神刺激，脉象也发生变化，如喜则伤心而脉缓，怒则伤肝而脉急，惊则气乱而脉动等。此说明情志变化能引起脉象的变化，但当情志恢复平静之后，脉象也就恢复正常。

**2．劳逸**

剧烈运动或远行，脉多急疾；人入睡之后，脉多迟缓；脑力劳动之人，脉多弱于体力劳动者。

**3．饮食**

酒后、饭后脉稍数而有力；饥饿时脉多缓弱。

**4．四时气候**

由于受气候的影响，平脉有春弦，夏洪，秋浮，冬沉的变化。此因人与天地相应，人体受自然界四时气候变化的影响，生理功能也相应地变化，故正常人四时平脉也有所不同。

**5．昼夜**

一日之中随着平旦、日中、日西、夜半的阴阳消长，脉象也有昼夜节律的变化，总的趋势是昼日脉象偏浮而有力，夜间脉象偏沉而细缓。

**6．地理环境**

地理环境也能影响脉象，如南方地处低下，气候偏温，空气湿润，人体肌腠缓疏，故脉多细软或略数；北方地势高，空气干燥，气候偏寒，人体肌腠紧缩，故脉多表现沉实。

此外，有一些人，脉不见于寸口，而从尺部斜向手背，称斜飞脉；若脉出现于寸口的背侧，则称反关脉。还有出现于腕部其他位置者，都是生理特异脉位，是桡动脉解剖位置的变异，不属病脉。

# 第4章
## 病理性脉诊

疾病反映于脉象的变化，叫作病脉。一般来说，除了正常生理变化范围以及个体生理特异之外的脉象，均属病脉。不同的病理脉象，反映了不同的病证，我国最早的脉学专书《脉经》提出二十四种脉象，《景岳全书》提出十六种，《濒湖脉学》提出二十七种，李士材的《诊家正眼》又增加疾脉，近代多从二十八脉论述。

脉象是通过位、数、形、势等四方面来体察。位即脉之部位，是指在皮肤下的深度而言。

脉位分浮沉，浅显于皮下者浮脉，深沉于筋骨者为沉脉。脉数，是指脉动的至数和节律，脉数分迟数。一息不足四至为迟，一息五六至为数。形即形态，包括脉管的粗细及其特殊形象，指下予以辨形，如芤脉似葱管，动脉似豆等。势即脉动的气势或力量，以辨虚实。如脉来势大，有力为实，脉动势小，无力为虚等。

在二十八病脉中，有单一脉与复合脉之别。有的脉在位、数、形、势方面仅有单一的变化，如浮脉、沉脉表现为脉位的变化，迟脉、数脉表现为脉数的变化。这种单方面变化而形成的脉象，称单一脉。许多脉象要从位、数、形、势多方面综合体察，才能进行区别。如弱脉由虚沉小三脉合成，牢脉由沉、实、大、弦、长五脉合成，浮大有力势猛为洪脉，这种由两个或两个以上方面的变化而形成的脉象，称复合脉。单一脉往往不能全面反映疾病的本质，而复合脉则可以从多方面反映疾病的情况。除了上述二十八脉之外，还常出现数种脉象并见的相兼脉，如浮紧、浮缓、沉细、滑数等。

## § 浮脉类 §

浮脉类的脉象，有浮、洪、濡、散、芤、革六脉。因其脉位浅，浮取即得，故归于一类。

### ◆ 浮脉

【脉象】轻取即得，重按稍减而不空，举之泛泛而有余，如水上漂木。

【主病】表证、虚证。

【脉理】浮脉主表，反映病邪在经络肌表部位，邪袭肌腠，卫阳奋起抵抗，脉气鼓动于外，脉应指而浮，故浮而有力。内伤久病体虚，阳气不能潜藏而浮越于外，亦有见浮脉者，必浮大而无力。

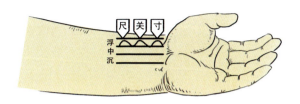

· 专家释疑 ·

除病理性浮脉外，桡动脉部位浅表，或因夏秋时令阳气升浮，而出现浮脉，则不属病脉。

◆ 洪脉

【脉象】脉形宽大，来盛去衰，来大去长，应指浮大而有力，滔滔满指，呈波涛汹涌之势。

【主病】里热证。

【脉理】洪脉的形成，由阳气有余、气壅火亢、内热充斥，致使脉道扩张，气盛血涌，故脉见洪象。若久病气虚或虚劳、失血、久泄等病证而出现洪脉，是正虚邪盛的危险证候或为阴液枯竭，孤阳独亢或虚阳亡脱。此时，浮取洪盛，沉取无力无神。

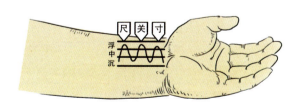

附：大脉是指脉体宽大，但无脉来汹涌之势。大脉可见于健康人，其特点为脉大而和缓、从容，寸口三部皆大，为体魄健壮之征象。疾病时出现脉大，提示

病情加重,故《素问·脉要精微论》说:"大则病进"。脉大而数实为邪实;脉大而无力则为正虚。

浮脉类其他脉对比:浮脉、濡脉、散脉、芤脉、革脉。

### ◆ 濡脉

【脉象】浮而细软,应指少力,如絮浮水,轻手即得,重按不显,又称软脉。

【主病】虚证、湿证。

【脉理】濡脉主诸虚,若为精血两伤,阴虚不能维阳,故脉浮软,精血不充,则脉细;若为气虚阳衰,虚阳不敛,脉也浮软,浮而细软,则为濡脉。若湿邪阻压脉道,亦见濡脉。

浮脉类其他脉对比:浮脉、洪脉、散脉、芤脉、革脉。

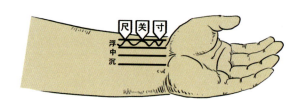

### ◆ 散脉

【脉象】浮大无根,应指散漫,按之消失,伴节律不齐和脉力不匀,故曰"散似杨花无定踪"。

【主病】元气离散。

【脉理】散脉主元气离散,脏腑之气将绝的危重证候。因心力衰竭,阴阳不敛,阳气离散,故脉来浮散而不紧,稍用重力则按不着,漫无根蒂;阴衰阳消,心气不能维系血液运行,故脉来时快时慢,至数不齐。

浮脉类其他脉对比:浮脉、洪脉、濡脉、芤脉、革脉。

> **·专家释疑·**
> 孕妇临产时出现散脉,为即将分娩的征候;如未至产期,便为即将堕胎之征。

# 第4章 病理性脉象

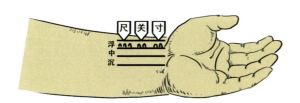

◆ 芤脉

【脉象】浮大中空,按之如葱管,应指浮大而软,按之上下或两边实而中间空。

【主病】失血、伤阴。

【脉理】芤脉多见于失血伤阴之证,故芤脉的出现与阴血亡失,脉管失充有关,因突然失血过多,血量骤然减少,营血不足,无以充脉,或津液大伤,血不得充,血失阴伤则阳气无所附而浮越于外,因而形成浮大中空之芤脉。

浮脉类其他脉对比:浮脉、洪脉、濡脉、散脉、革脉。

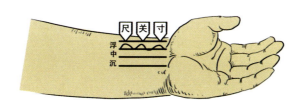

◆ 革脉

【脉象】革脉浮,搏指弦,中空外坚如按鼓皮,切脉时手指感觉有一定的紧张度。脉形如弦,按之中空,与芤脉浮虚而软又有不同。

【主病】亡血、失精、半产、漏下。

【脉理】革脉为弦芤相合之脉,由于精血内虚,气无所附而浮越于外,如之阴寒之气收束,因而成外强中空之象。

浮脉类其他脉对比：浮脉、洪脉、濡脉、芤脉、散脉。

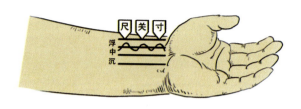

## § 沉脉类 §

沉脉类的脉象，有沉、伏、弱、牢四脉。因其脉位较深，重按乃得，故同归于一类。

### ◆ 沉脉

【脉象】轻取不应，重按始得；举之不足，按之有余。其脉搏显现的部位较深，可以理解为"深脉"。

【主病】沉脉为里证的主脉。邪郁于里，气血内困则脉沉有力，属于实证；若脏腑虚弱，正气不足，阳虚气陷不能升举，则脉沉无力。

【脉理】病邪在里，正气相搏于内，气血内困，故脉沉而有力，为里实证；若脏腑虚弱，阳气衰微，气血不足，无力统运营气于表，则脉沉而无力，为里虚证。

沉脉类其他脉对比：伏脉、牢脉、弱脉。

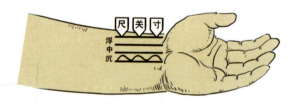

· 专家释疑 ·

有的人两手六部脉象都沉细，但无病候，称为六阴脉，亦属于正常生理现象。

## 第4章 病理性脉象

### ◆ 伏脉

【脉象】伏为深沉与伏匿之象,脉动部位比沉脉更深,需重按着骨始可应指,甚至伏而不现。

【主病】邪闭、厥证、痛极。

【脉理】多因邪气内伏,脉气不得宣通所致。邪气闭塞,气血郁结,致使正气无法宣通,脉管潜伏而不显,但必伏而有力,多见于暴病、久病。《脉简补义》说:"久伏至脱",指出伏脉是疾病深重或恶化的一种标志。危重病证的伏脉,往往两手寸口脉同时潜伏,甚或太溪和跌阳脉都不显现,与血管病变造成的无脉症不同。无脉症往往发生在肢体的某一局部,出现相应肢体无脉,但其他部位的脉象正常。

沉脉类其他脉对比:沉脉、牢脉、弱脉。

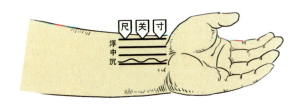

### ◆ 弱脉

【脉象】软而沉细的脉称为弱脉。切脉时沉取方得,细而无力。

【主病】气血阴阳俱虚证。

【脉理】阴血不足,不能充盈脉道,阳衰气少,无力推动血行,故脉来沉而细软。

沉脉类其他脉对比:沉脉、伏脉、牢脉。

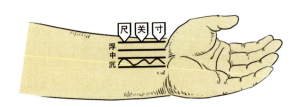

## ◆ 牢脉

【脉象】脉形沉而实大弦长,轻取、中取均不应,沉取始得,坚牢不移,搏动有力,是沉、弦、大、实、长五种脉象的复合脉。

【主病】阴寒凝结,内实坚积。

【脉理】牢脉之形成,是由于邪气牢固,阴寒内积,阳气沉潜于下,故脉来沉而实大弦长,坚牢不移。牢脉主实有气血之分,癥瘕有形肿块,是实在血分;无形痞结,是实在气分。若牢脉见于失血、阴虚等病证,是阴血暴亡之危候。

沉脉类其他脉对比:沉脉、伏脉、弱脉。

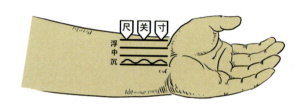

# § 迟脉类 §

迟脉类的脉象,有迟、缓、涩、结四脉。因其脉动较慢,一息不足四至,故同归于一类。

## ◆ 迟脉

【脉象】脉来迟慢,一息不足四至(相当于每分钟脉搏60次以下)。

【主病】寒证。迟而有力为寒痛冷积;迟而无力为虚寒。亦见于热邪结聚之实热证。

【脉理】迟脉主寒证,由于阳气不足,鼓动血行无力,故脉来一息不足四至。若阴寒冷积阻滞,阳失健运,血行不畅,则脉迟而有力。因阳虚而寒者,脉多迟而无力。邪热结聚,阻滞气血运行,也见迟脉,但必迟而有力,按之必实,迟脉不可概认为寒证,当脉症合参。

# 第4章 病理性脉象

迟脉类其他脉对比：缓脉、涩脉、结脉。

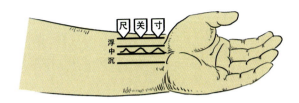

· 专家释疑 ·

运动员或经过体力锻炼之人，在静息状态下脉来迟而缓和。正常人入睡后，脉率亦可见迟，都属生理性迟脉。

◆ 缓脉

【脉象】缓脉有两种意义：一是脉来和缓，一息四至（每分钟60～70次），可见于正常人。亦称为平缓脉，是脉有胃气的一种表现。周学霆曰："缓即为有神也"，即指平脉缓和之象。二是脉势纵缓，缓怠无力。王冰曰："缓谓纵缓，非动之迟缓也。"

【主病】湿证，脾胃虚弱。

【脉理】湿邪黏滞，气机为湿邪所困；脾胃虚弱，气血乏源，气血不足以充盈鼓动，故脉见怠缓；平缓之脉，是为气血充足，百脉通畅。若病中脉转缓和，是正气恢复之征。

迟脉类其他脉对比：迟脉、涩脉、结脉。

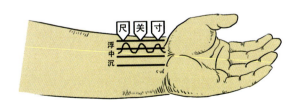

## ◆ 涩脉

【脉象】形细而行迟,往来艰涩不畅,脉律与脉力不匀,应指如轻刀刮竹,故可理解为不流利脉。

【主病】精血亏少,气滞血瘀,挟痰挟食。涩而有力为实证;涩而无力为虚证。

【脉理】精伤血少津亏,不能濡养经脉,血行不畅,脉气往来艰涩,故脉涩而无力;气滞血瘀,痰食胶固,气机不畅,血行受阻,则脉涩而有力。

迟脉类其他脉对比:迟脉、缓脉、结脉。

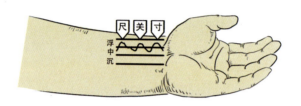

## ◆ 结脉

【脉象】脉来缓,时而一止,止无定数。《脉经》载有:"结脉往来缓,时一至复来。"《诊家正眼》:"迟滞中时见一止。"提示脉象以脉率慢、节律不齐为主要特征。

【主病】阴盛气结,寒痰血瘀,癥瘕积聚。

【脉理】阴盛气机郁结,阳气受阻,血行瘀滞,故脉来缓怠,脉气不相顺接,时一止,止后复来,止无定数,常见于寒痰血瘀所致的心脉瘀阻证。结脉见于虚证,多为久病虚劳,气血衰,脉气不继,故断而时一止,气血续则脉复来,止无定数。

迟脉类其他脉对比:迟脉、缓脉、涩脉。

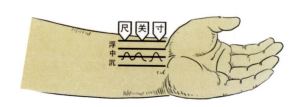

# 第4章 病理性脉象

## § 数脉类 §

数脉类的脉象,有数、疾、促、动四脉。因其脉动较快,一息超过五至,故同归一类。

### ◆ 数脉

【脉象】一息脉来五至以上。

【主病】热证。有力为实热,无力为虚热。

【脉理】邪热内盛,气血运行加速,故见数脉。因邪热盛,正气不虚,正邪交争剧烈,故脉数而有力,主实热证。若久病耗伤阴血,阴虚内热,则脉虽数而无力。若脉显浮数,重按无根,是虚阳外越之危候。

数脉类其他脉对比:疾脉、动脉、促脉。

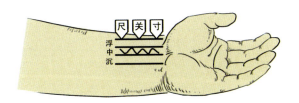

**· 专家释疑 ·**

正常人在运动或情绪激动时,脉率加速。小儿脉率与年龄成反比,即年龄越小,脉率越快。儿童脉搏一息约六至左右(每分钟110次左右);婴儿脉搏一息约七至左右(每分钟120次左右),均为正常生理脉象。

### ◆ 疾脉

【脉象】脉来急疾,一息七八至。

【主病】阳极阴竭,元阳将脱。

【脉理】实热证阳亢无制,真阴垂危,故脉来急疾而按之益坚。若阴液枯竭,阳气外越欲脱,则脉疾而无力。

数脉类其他脉对比:数脉、动脉、促脉。

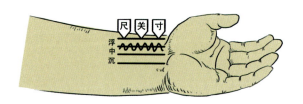

## ◆ 促脉

【脉象】脉来数，时而一止，止无定数。

【主病】阳热亢盛，气血痰食瘀滞。

【脉理】阳热盛极，或气血痰饮，宿食瘀滞化热，正邪相搏，血行急速，故脉来急数。邪气阻滞，阴不和阳，脉气不续，故时一止，止后复来，指下有力，止无定数。促脉亦可见于虚证，若元阴亏损，则数中一止，止无定数，必促而无力，为虚脱之象。

如因脏气衰惫，阴液亏耗，真元衰败，致气血运行不相顺接而见脉促者，其脉必促而无力。

数脉类其他脉对比：数脉、疾脉、动脉。

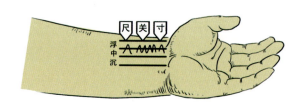

## ◆ 动脉

【脉象】脉形如豆，厥厥动摇，滑数有力。《脉经》："动脉见于关上，无头尾，大如豆，厥厥然动摇。"

【主病】痛证、惊证。妇女妊娠反应期可出现动脉，这对临床诊断早孕，有一定价值。

【脉理】动脉是阴阳相搏，升降失和，使其气血冲动，故脉道随气血冲动而呈动脉。痛则阴阳不和，气血不通，惊则气血紊乱，心突跳，故脉亦应之而突跳，故痛与惊可见动脉。

数脉类其他脉对比：数脉、疾脉、促脉。

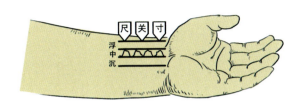

## § 虚脉类 §

虚脉类脉象，有虚、细、微、代、短五脉。因其脉动应指无力，故归于一类。

### ◆ 虚脉

【脉象】举之无力，按之空豁，应指松软，是一切无力脉的总称。《脉经》曰："虚脉，迟大而软，按之无力，隐指豁豁然空。"以指感势弱力薄为其特点。但是，临床上虚证有气血阴阳的不同，故虚脉的形态亦不一，主要可分为两类：（1）宽大无力类，如芤脉、散脉；（2）细小无力类，如濡脉、弱脉、微脉。

【主病】虚证。

【脉理】气虚不足以运其血，故脉来无力；血虚不足充盈脉道，故按之空虚。由于气虚不敛而外张，血虚气无所附而外浮，脉道松弛，故脉形大而势软。

虚脉类其他脉对比：细脉、微脉、短脉、代脉。

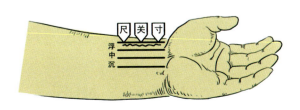

## ◆ 细脉

【脉象】脉细如线,应指明显,切脉指感为脉道狭小,细直而软,按之不绝。

【主病】气血两虚,诸虚劳损,湿证。

【脉理】营血亏虚不能充盈脉道,气不足则无力鼓动血液运行,故脉道细小而软弱无力;又有暴受寒冷或疼痛,脉道拘急而收缩,则脉细而兼弦紧,或湿邪阻遏脉道则脉象细缓。故细脉不得概言为虚。

虚脉类其他脉对比:虚脉、微脉、短脉、代脉。

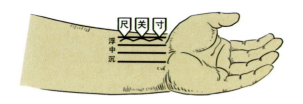

## ◆ 微脉

【脉象】极细极软,按之欲绝,似有若无。

【主病】阴阳气血诸虚,阳气衰微。

【脉理】阳气衰微,无力鼓动,血微则无以充盈脉道,故见微脉。浮以候阳,轻取之似无为阳气衰。沉以候阴,重取之似无是阴气竭。久病正气损失,气血被耗,正气殆尽,故久病脉微,为气将绝之兆;新病脉微,是阳气暴脱,亦可见于阳虚邪微者。

虚脉类其他脉对比:虚脉、细脉、短脉、代脉。

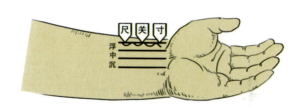

## ◆ 代脉

【脉象】脉来时见一止,止有定数,良久方来。切脉时脉来迟缓,脉力较弱,呈有规则的歇止,间隔时间较长,故曰"迟中一止,良久复来"。张景岳曰:"忽见软弱,乍数乍疏,乃脉形之代。其断而复起,乃至数之代,两者皆称为代。"可见代脉包含了节律、形态和脉力等方面的参差不匀。

【主病】脏气衰微,风证,痛证。

【脉理】脏气衰微,气血亏损,以致脉气不能衔接而歇止,不能自还,良久复动。风证、痛证见代脉,因邪气所犯,阻于经脉,致脉气阻滞,不相衔接为实证。

代脉亦可见于妊娠初期的孕妇,因五脏精气聚于胞宫,以养胎元,脉气一时不相接续,故见代脉。然非妊娠必见之脉,仅见于母体素弱,脏气不充,更加恶阻,气血尽以养胎,脉气暂不接续所致。

虚脉类其他脉对比:虚脉、细脉、短脉、微脉。

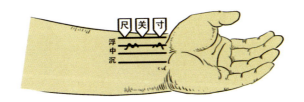

## ◆ 短脉

【脉象】首尾俱短,不能满部。

【主病】气病。有力为气滞,无力为气虚。

【脉理】气虚不足以帅血,则脉动不及尺寸本部,脉来短而无力。亦有因气郁血瘀或痰滞食积,阻碍脉道,以致脉气不伸而见短脉,但必短而有力,故短脉不可概作不足之脉,应注意其有力无力。

虚脉类其他脉对比:虚脉、细脉、微脉、代脉。

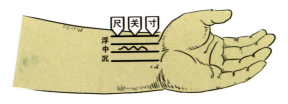

# § 实脉类 §

实脉类脉象，有实、滑、弦、紧、长五脉。因其脉动应指有力，故归于一类。

## ◆ 实脉

【脉象】脉来充盛有力，其势来盛去亦盛，应指幅幅，举按皆然，为一切有力脉的总称。

【主病】实证。

【脉理】由邪气亢甚而正气不虚，正邪相搏，气血壅盛，脉道充满所致，脉实而偏浮数为实热证，实而偏沉迟为寒实证。

如久病出现实脉则预后不良，往往为孤阳外脱的先兆，但必须结合其他症状加以辨别。

实脉见于正常人，必兼和缓之象，为气血超常，脉道充盈，鼓搏力强所致。一般两手六部脉均实大，称为六阳脉。

实脉类其他脉对比：滑脉、长脉、弦脉、紧脉。

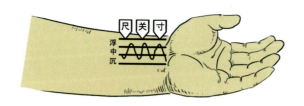

## ◆ 滑脉

【脉象】往来流利，如盘走珠，应指圆滑，往来之间有一种回旋前进的感觉，可以理解为流利脉。

【主病】痰饮、食积、实热。

【脉理】邪气壅盛于内，正气不衰，气实血涌，故脉往来甚为流利，应指圆滑。若滑脉见于平人，必滑而和缓，总由气血充盛，气充则脉流畅，血盛则脉道充盈，故脉来滑而和缓。

《素问·脉要精微论》说："滑者阴气有余也。"痰饮、食滞皆为阴邪内盛，

## 第4章 病理性脉象

气实血涌，鼓动脉气故脉滑。若邪热波及血分，血行加速，则脉象滑数相兼。张志聪说："邪入于阴，则经血沸腾故滑也。"所以有"滑脉主实"的说法。

滑而和缓之脉为平人之常脉，多见于青壮年。《素问·玉机真藏论》说："脉弱以滑，是有胃气。"张景岳曰："若平人脉滑而冲和，此是荣卫充实之佳兆。"妇人脉滑而停经，应考虑妊娠。过于滑大则为有病。

实脉类其他脉对比：实脉、长脉、弦脉、紧脉。

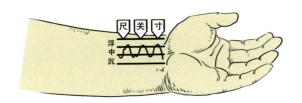

## ◆ 弦脉

【脉象】端直以长，如按琴弦。切脉应指有挺直和劲急感，故曰"从中直过""挺然于指下"。临床上弦脉的程度随病情而变化，平人脉弦则"轻虚以滑，端直以长"；病轻者"如按琴弦"；病重者"如张弓弦"；若见脉象"如循刀刃"而有锐利坚劲的指感，为无胃气的真脏脉。

【主病】肝胆病，痰饮，痛证，疟疾。

【脉理】弦是脉气紧张的表现。肝主疏泄，调畅气机，以柔和为贵，若邪气滞肝，疏泄失常，气郁不利则见弦脉。诸痛、痰饮，气机阻滞，阴阳不和，脉气因而紧张，故脉弦。疟邪为病，伏于半表半里，少阳枢机不利而见弦脉。虚劳内伤，中气不足，肝病乘脾，亦觉见弦脉。若弦而细劲，如循刀刃，便是胃气全无，病多难治。

实脉类其他脉对比：实脉、长脉、滑脉、紧脉。

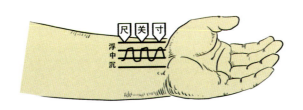

## ◆ 紧脉

【脉象】脉形紧急,如牵绳转索,或按之左右弹指。紧脉指感比弦脉更甚。

【主病】寒证、痛证。

【脉理】寒邪侵袭人体,与正气相搏,以致脉道紧张而拘急,故见紧脉。诸痛而见紧脉,也是寒邪积滞与正气激搏之缘故。

实脉类其他脉对比:实脉、长脉、弦脉、滑脉。

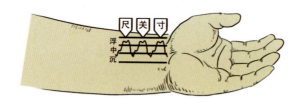

## ◆ 长脉

【脉象】脉动应指的范围超过寸、关、尺三部,脉体较长。向前超逾寸部至鱼际者称为溢脉,向后超逾尺部者又称履脉。

【主病】肝阳有余,火热邪毒等有余之证。

【脉理】多由邪气盛实,正气不衰,邪正搏击所致。脉长而洪数为阳毒内蕴;长而洪大为热深、癫狂;长而搏结为阳明热伏;长而弦为肝气上逆,气滞化火或肝火挟痰;细长而不鼓者为虚寒败证。

长脉亦见于正常人,《素问·脉要精微论》说:"长则气治",治者,盛满、调平之意。正常人气血旺盛,精气盛满,脉气盈余,故搏击之势过于本位,可见到长而柔和之脉,为强壮之象征。老年人两尺脉长而滑实多长寿。故长脉亦是气血充盛,气机条畅的反映。

实脉类其他脉对比:实脉、滑脉、弦脉、紧脉。

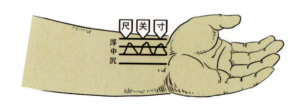

# 第4章 病理性脉象

# § 脉象鉴别 §

## ◆ 类比法

历代医家对脉象的鉴别有丰富的经验,如王叔和已指出了一些相类脉象,李时珍则编了较详细的脉歌,徐灵胎更具体说明了脉象鉴别的方法,即用近似脉象相比的类比法(还有用相反脉象对比的对举法),这是鉴别相似脉的好方法。现将一些相似脉鉴别如下:

浮脉与虚脉、芤脉、散脉:四者相类似,其脉位均表浅,但不同的是浮脉举之泛泛有余,重按稍减而不空,脉形不大不小;虚脉形大无力,重按空虚;芤脉浮大无力,中间独空,如按葱管;散脉浮散无力,漫无根蒂,稍用力则按不着。

沉脉与伏脉、牢脉:三者脉位均在深部,轻取均不应,不同的是沉脉重取乃得;伏脉较沉脉部位更深,着于筋骨,故重按亦无,须推筋着骨始得,甚则渐时伏而不见;牢脉沉取实大弦长,坚牢不移。

迟脉与缓脉:均以息计,迟脉一息不足四至;缓脉稍快于迟,一息四至,脉来有冲和徐缓之象。

数脉与滑脉、疾脉:滑脉与数脉有相似之处,滑脉流利,圆滑似数。但滑指形与势,数指至数言,一息五至以上。《濒湖脉学》指出:"莫将滑数为同类,数脉唯看至数间"。数脉、疾脉均以息计,疾脉更快于数脉,一息七八至,相当于每分钟脉搏在140次以上。

实脉与洪脉:在脉势上都是充实有力,但洪脉状若波涛汹涌,盛大满指,来盛去衰,浮取明显;而实脉长大坚实,应指有力,举按皆然,来去俱盛,故有"浮沉皆得大而长,应指无虚愊愊强"之说。

细脉与微脉、弱脉、濡脉:四者都是脉形细小且软弱无力。但细脉形小而应指明显;微脉则极细极软,按之欲绝,有时至数不清,起落模糊;弱脉沉细而无力,濡脉浮细而无力,即脉位与弱脉相反,轻取可以触知,重按反不明显。

芤脉与革脉:都有中空之象,但芤脉浮大无力中空,如按葱管,显示了脉管柔软;革脉浮大搏指,弦急中空,如按鼓皮,显示了脉管较硬。

弦脉与长脉、紧脉:弦脉与长脉相似,但长脉超过本部,如循长竿,长而不急;

弦脉虽长,但脉气紧张,指下如按琴弦。《医述》说:"长类于弦而盛于弦,弦脉带急,长脉带缓"。弦脉有似紧脉,二者脉气均紧张,但弦脉如按在琴弦上,无绷急之势;紧脉如按在拉紧的绳索上,脉势绷急,在脉形上紧脉比弦脉大。

短脉与动脉:二者在脉形上均有短缩之象,但短脉是形状短缩且涩常兼迟,不满三部;动脉其形如豆,常兼滑数有力,《医术》说:"短类于动而衰于动,动脉形滑而且数,短脉形涩而必迟"。

结脉、代脉、促脉:都属于节律失常而有歇止的脉象,这是三者共同之处。但结脉、促脉都是不规则的间歇,歇止时间短;而代脉则是有规则的歇止,且歇止的时间较长,这是结脉、促脉与代脉不同之处。结脉与促脉虽都有不规则的间歇,但结脉是迟而歇止,促脉是数而歇止。

**脉象鉴别表**

| 脉纲 | 共同特点 | 脉名 | 脉象 | 主病 |
| --- | --- | --- | --- | --- |
| 浮脉类 | 轻取即得 | 浮 | 举止有余,按之不足 | 表证,亦见于虚阳浮越证 |
| | | 洪 | 脉体阔大,充实有力,来盛去衰 | 热盛 |
| | | 濡 | 浮细无力而软 | 虚证,湿困 |
| | | 散 | 浮取散漫而无根,伴至数或脉力不均 | 元气离散,脏气将绝 |
| | | 芤 | 浮大中空,如按葱管 | 失血,伤阴之际 |
| | | 革 | 浮而搏指,中空边坚 | 亡血,失精,半产,崩漏 |
| 沉脉类 | 重按始得 | 沉 | 轻取不应,重按始得 | 里证 |
| | | 伏 | 重按推至筋骨始得 | 邪闭,厥病,痛极 |
| | | 弱 | 沉细无力而软 | 阳气虚衰,气血俱虚 |
| | | 牢 | 沉按实大弦长 | 阴寒内积,疝气,癥积 |
| 迟脉类 | 一息不足四至 | 迟 | 一息不足四至 | 寒证,亦见于邪热结聚 |
| | | 缓 | 一息四至,脉来怠缓 | 湿病,脾胃虚弱,亦见于平人 |
| | | 涩 | 往来艰涩,迟滞不畅 | 精伤,血少,气滞,血瘀,痰食内停 |
| | | 结 | 迟而时一止,止无定数 | 阴盛气结,寒痰瘀血;气血虚衰 |

# 第4章 病理性脉象

| 类别 | 特征 | 脉名 | 脉象描述 | 主病 |
|---|---|---|---|---|
| 数脉类 | 一息五至以上 | 数 | 一息五至以上，不足七至 | 热证，亦主里虚证 |
| | | 疾 | 脉来急疾，一息七八至 | 阳极阴竭，元气欲脱 |
| | | 促 | 数而时一止，止无定数 | 阳热亢盛，瘀滞，痰食停积，脏气衰败 |
| | | 动 | 脉短如豆，滑数有力 | 疼痛，惊恐 |
| 虚脉类 | 应指无力 | 虚 | 举按物理，应指松软 | 气血两虚 |
| | | 细 | 脉细如线，应指明显 | 气血俱虚，湿证 |
| | | 微 | 极细极软，似有似无 | 气血大虚，阳气暴脱 |
| | | 代 | 迟而中止，止有定数 | 脏气衰微，疼痛，惊恐，跌仆损伤 |
| | | 短 | 首尾俱短，不及本部 | 有力主气郁，无力主气损 |
| 实脉类 | 应指有力 | 实 | 举按充实而有力 | 实证，平人 |
| | | 滑 | 往来流利，应指圆滑 | 痰湿，食积，实热；青壮年，孕妇 |
| | | 弦 | 端直以长，如按琴弦 | 肝胆病，疼痛，痰饮；老年健康者 |
| | | 紧 | 绷急弹指，状如转索 | 实寒证，疼痛，宿食 |
| | | 长 | 首尾端直，超过本位 | 阳证，热证，实证；平人 |
| | | 大 | 脉体宽大，无汹涌之势 | 健康人，病进 |

## ◆ 对举法

浮脉与沉脉：是脉位浅深相反的两种脉象，浮脉脉位表浅、轻取即得，主表属阳；沉脉脉位深在，轻取不应，重按始得，主里属阴。

迟脉与数脉：是脉搏慢快相反的两种脉象，迟脉搏动比正常脉慢，即一息不足四至；数脉搏动则比正常脉快，即一息五至以上，迟主寒而数主热，亦主虚。

虚脉与实脉：是脉的搏动力量强弱（气势）相反的两种脉象，虚脉三部举按均无力；实脉举按均有力，分主虚实。

滑脉与涩脉：是脉的通畅度相反的两种脉象，滑脉往来流利通畅，指下圆滑；涩脉往来艰难滞涩，极不流利，前人形容涩脉，如轻刀刮竹。所谓轻刀刮竹即脉过指下不平滑之意。

洪脉与细脉：是脉体大小和气势均相反的两种脉象，洪脉脉体阔大，充实有力，来势盛而去势衰；细脉脉体细小如线状，多软弱无力，但应指明显。

长脉与短脉：是脉气长短相反之两种脉象，长脉超过本部，即指脉气搏动范围超过本部的状态，前人比喻如循长竿；短脉则形状短缩，不及本部，即指脉气搏动范围短小，不及本部的状态。

紧脉与缓脉：是脉的紧张力相反的两种脉象，紧脉紧张有力，如按转绳；缓脉势缓，一息四至。

## § 相兼脉与主病 §

相兼脉是指数种脉象并见的脉象。徐灵胎称之为合脉，有二合脉、三合脉、四合脉之分。

相兼脉象的主病，往往等于各个脉所主病的总和，如浮为表、数为热、浮数主表热，以此类推。现将常见的相兼脉及主病列于下：

1. 浮紧脉：主表寒，风痹。
2. 浮缓脉：主伤寒表虚证。
3. 浮数脉：主表热。
4. 浮滑脉：主风痰，表证挟痰。
5. 沉迟脉：主里寒。
6. 弦数脉：主肝热，肝火。
7. 滑数脉：主痰热，内热食积。
8. 洪数脉：主气分热盛。
9. 沉弦脉：主肝郁气滞，水饮内停。
10. 沉涩脉：主血瘀。
11. 弦细脉：主肝肾阴虚，肝郁脾虚。
12. 沉缓脉：主脾虚，水湿停留。
13. 沉细脉：主阴虚，血虚。
14. 弦滑数脉：主肝火挟痰，痰火内蕴。
15. 沉细数脉：主阴虚，血虚有热。
16. 弦紧脉：主寒痛，寒滞肝脉。

# 第4章 病理性脉象

## § 真脏脉 §

真脏脉是在疾病危重期出现的脉象，真脏脉的特点是无胃、无神、无根。为病邪深重，元气衰竭，胃气已败的征象，又称"败脉""绝脉""死脉""怪脉"。《素问·玉机真藏论》说："邪气胜者，精气衰也。故病甚者，胃气不能与之俱至于手太阳，故真脏之气独见，独见者，病胜脏也，故曰死。"真脏脉的形态在该文中亦有具体描述："真肝脉至中外急，如循刀刃责责然，如按琴瑟弦……，真心脉至坚而搏，如循薏苡子累累然……；真肺脉至大而虚，如以毛羽中人肤……；真肾脉至搏而绝，如指弹石辟辟然……；真脾脉至弱而乍数乍疏……诸真脏脉见者，皆死不治也。"《医学入门·死脉总诀》说："雀啄连来三五啄，屋漏半日一滴落，弹石硬来寻即散，搭指散乱真解索，鱼翔似有又似无，虾虾静中跳一跃，更有釜沸涌如羹，旦占夕死不须药。"

根据真脏脉的主要形态特征，大致可以分成三类。

### ◆ 无胃之脉

无胃的脉象以无冲和之意，应指坚搏为主要特征。如脉来弦急，如循刀刃称偃刀脉；脉动短小而坚搏，如循薏苡子为转豆脉；或急促而坚硬如弹石称弹石脉等。临床提示邪盛正衰，胃气不能相从，心、肝、肾等脏气独现，是病情重危的征兆之一。

### ◆ 无根之脉

无根脉以虚大无根或微弱不应指为主要特征。如浮数之极，至数不清，如釜中沸水，浮泛无根，称釜沸脉，为三阳热极，阴液枯竭之候；脉在皮肤，头定而尾摇，似有似无，如鱼在水中游动，称鱼翔脉；脉在皮肤，如虾游水，时而跃然而去，须臾又来，伴有急促躁动之象称虾游脉。以上脉象均为三阴寒极，亡阳于外，虚阳浮越的征象。

### ◆ 无神之脉

无神之脉以脉率无序，脉形散乱为主要特征。如脉在筋肉间连连数急，三五不调，止而复作，如雀啄食之状称雀啄脉；如屋漏残滴，良久一滴者称屋漏脉；脉来乍疏乍密，如解乱绳状称解索脉。以上脉象主要由脾（胃）、肾阳气衰败所致，提示神气涣散，生命即将告终。

但是，随着医疗技术的不断提高，通过不断研究和临床实践，对真脏脉亦有了新的认识，其中有一部分是由于心脏器质性病变所造成的，但并非一定为无药可救的死证，应仔细观察，尽力救治。

# § 诊妇人脉 §

妇人有经、孕、产育等特殊的生理活动和病变，有关这方面的脉诊简要叙述于下。

## ◆ 诊月经脉

妇人左关、尺脉忽洪大于右手，口不苦，身不热，腹不胀，是月经将至。寸关脉调和而尺脉弱或细涩者，月经多不利。

妇人闭经，尺脉虚细涩者，多为精血亏少的虚闭；尺脉弦涩者，多为气滞血瘀的实闭；脉象弦滑者，多为痰湿阻于胞宫。

## ◆ 诊妊娠脉

已婚妇女平时月经正常，而突然停经，脉来滑数冲和，兼有饮食偏嗜等症状者，是妊娠的表现，即《素问·腹中论》所谓"身有病而无邪脉"。《素问·阴阳别论》："阴搏阳别，谓之有子。"《素问·平人气象论》："妇人手少阴脉动甚者，妊子也。"指出妊娠脉象特点是少阴脉（神门及尺部）脉动加强，此为血聚养胎，胎气鼓动肾气所致。如果受孕后因母体气血亏损或胎元不固，或经产妇亦可见脉细软，或不滑利，应当引起重视。

凡孕妇之脉沉而涩，多提示精血不足，胎元已受影响；涩而无力是阳气虚衰，胞中死胎或为痞块。

## ◆ 诊临产脉

孕妇即将分娩的脉象特点，历代医家亦有不同的阐述。《诸病源候论》："孕妇诊其尺脉，急转如切绳转珠者，即产也。"又如《医存》："妇人两中指顶节之两旁，非正产时则无脉，不可临盆，若此处脉跳，腹连腰痛，一阵紧一阵，乃正产时也。"这种中指指动脉的明显搏动亦称离经脉。

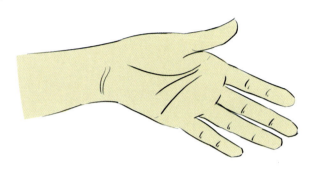

## § 诊小儿脉 §

诊小儿脉，与成人有所不同，因小儿寸口部位狭小，难分寸关尺三部。此外，小儿临诊时容易惊哭，惊则气乱，脉气亦乱，故难于掌握，后世医家多以一指总候三部。操作方法是医生用左手握小儿手，再用右手大拇指按小儿掌后高骨脉上，分三部以定息数。对四岁以上的小儿，则以高骨中线为关，以一指向侧滚转寻三部；七八岁可以挪动拇指诊三部；九至十岁以上，可以次第下指依寸关尺三部诊脉；十六岁则按成人三部诊脉进行。

小儿脉象主病，以浮、沉、迟、数定表、里、寒、热，人以有力无力定虚实，不详求二十八脉。还需指出，小儿肾气未充，脉气止于中候，不论脉体素浮素沉，重按多不见，若重按乃见，便与成人的牢实脉同论。

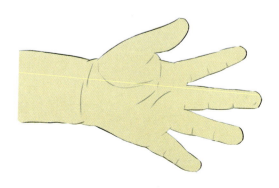

# § 运用脉诊的注意要点 §

脉象与主病之间关系十分复杂,在脉诊临床运用中,需要注意下列几个问题。

## ◆ 独异脉的诊断意义

独异脉:指疾病中所表现出的异于常脉的某种特殊脉象变化。临床时若能发现独异脉对于病证诊断是极为有益的。独异脉有部位之异、脏气之独、脉体之独的区别。

部位之异:是指某种脉象仅见于某一部,例如左关脉独弦,右寸脉独弱之类。这些脉的主病多与该部所属脏腑有关。如左关脉弦为肝郁,右寸脉弱为肺虚,左尺脉弱多肾虚等。

脏气之独:是指某些脉常见于相应脏腑的病证,如结、代、促脉常是心病的表现,其他如肝病多见弦脉、肺病常见浮脉、脾病常见缓脉、肾病的脉象多沉等。

脉体之独:是指病中突出表现为某种脉象,其所主的病证自明,如滑脉主痰湿、实热、食积,紧脉主伤寒、痛症,濡脉主脾虚、湿困,伏脉主邪闭、厥病、痛极,芤脉见于亡血、伤阴等。

## ◆ 辨脉主病不可拘泥

脉象一般以浮为主表,沉为在里,数多热,迟多寒,弦大为实,细微为虚。但这些表、里、寒、热、虚、实之间,又有真假疑似,须要注意。例如浮脉虽然属表,但是阴虚血少,中气亏损者,也可以见到浮而无力的脉象;沉虽然属里,但是初感外邪深者,由于寒束皮毛,脉不能达,也有可能见到沉紧脉象;数虽然属热,阳明腑实证邪热内聚,气血受阻时,未必出现数脉。

## ◆ 脉症顺逆与从舍

脉症顺逆:脉症顺逆是指从脉与症的相应不相应来判断疾病的顺逆。在一般情况下,脉与症是一致的,即脉症相应,但也有时候脉与症不一致,也就是脉症不相应,甚至还会出现相反的情况。从判断疾病的顺逆来说,脉症相应者主病顺,不相应者逆,逆则主病凶。一般来说,凡有余病证,脉见洪、数、滑、实则谓脉症相应，为顺，表示邪实正盛，正气足以抗邪；若反见细、微、弱的脉象，则为脉症相反，是逆证，说明邪盛正虚，易致邪陷。再如，暴病脉来浮、洪、数、实者为顺，反映正气充盛能抗邪；久病脉来沉、微、细、弱为顺，说明有邪衰正复之机，若新病脉见沉、细、微、弱，说明正气已衰；久病脉见浮、洪、数、实，则表示正衰而邪不退，均属逆证。

脉症从舍：既然有脉症不相应的情况，其中必有一真一假，或为症真脉假，或为症假脉真，所以临证时必须辨明脉症的真假以决定从舍，或舍脉从症，或舍症从脉。

舍脉从症：在症真脉假的情况下，必须舍脉从症。例如，症见腹胀满，疼痛拒按，大便燥结，舌红苔黄厚焦燥，而脉迟细者，则症所反映的是实热内结肠胃，是真；脉所反映的是因热结于里，阻滞血液运行，故出迟细脉，是假象，此时当舍脉从症。

舍症从脉：在症假脉真的情况下，必须舍症从脉。例如，伤寒，热闭于内，症见四肢厥冷，而脉滑数，脉所反映的是真热；症所反映的是由于热邪内伏，格阴于外，出现四肢厥冷是假寒，此时当舍症从脉。

附：中医脉学三字诀

| | |
|---|---|
| **浮脉** | 脉象歌：轻取有，重按无，飘飘然，肉上浮。<br>主病歌：浮为阳，表病候，秋应见，久病愁。表风热，有力浮，血虚少，无力浮。 |
| **迟脉** | 脉象歌：一呼吸，至来三，来往慢，作迟看。<br>主病歌：迟脉象，病属寒，运动员，非一般。有力迟，为冷痛，无力迟，为虚寒。 |
| **沉脉** | 脉象歌：脉来往，筋下行，举下足，按顺深。<br>主病歌：沉主里，水蓄停，平人脉，冬季应，虚与气，无力沉，沉有力，积寒并。 |
| **数脉** | 脉象歌：一息间，六至凭，往来速，数脉行。<br>主病歌：数为阳，炎热证，儿童见，身无病，久病逢，阴衰甚，肺患者，秋勿应。 |

| | |
|---|---|
| 滑脉 | 脉象歌：滑如珠，替替然，甚流利，应指还。<br>主病歌：滑为阳，实多见，或伤食，或停痰，下蓄血，尺部看，女脉调，孕中缘。 |
| 涩脉 | 脉象歌：迟细涩，往来难，刀刮竹，慢而艰。<br>主病歌：涩脉证，久病缠，若亡阳，多自汗，心虚痛，胸腹满，精血伤，尺部见。 |
| 虚脉 | 脉象歌：按无力，举之空，浮迟大，是虚形。<br>主病歌：虚脉证，阴虚病，精血少，骨中蒸，虚脉见，暑伤身，自汗出，或怔忡。 |
| 实脉 | 脉象歌：实有力，阔脉形，大而长，浮沉应。<br>主病歌：实脉证，邪气盛，或伤食，气血充，脾胃热，腹中痛，尺部实，便不通。 |
| 长脉 | 脉象歌：长脉象，分部长，缓中求，脉直长。<br>主病歌：长脉匀，身无恙，长弦硬，气逆上，阳素病，癫痫象，阳明经，热势旺。 |
| 短脉 | 脉象歌：短脉象，类如龟，头尾缩，应指回。<br>主病歌：短主虚，阳气微，或痰阻，或气滞，头腹痛，两部区，左关短，伤肝气。 |
| 洪脉 | 脉象歌：洪脉大，满指应，来虽盛，去时平。<br>主病歌：洪脉象，阳气盛，津液伤，血虚应，健康人，夏多洪，肾阴虚，尺部寻。 |
| 微脉 | 脉象歌：微脉象，最难求，按欲绝，举若无。<br>主病歌：脉见微，诸虚候，气血微，汗自流，男见微，形消瘦，女子微，崩带漏。 |
| 紧脉 | 脉象歌：紧有力，似弹绳，数而急，定紧名。<br>主病歌：紧主寒，亦主疼，吐冷痰，嗽不停，辨浮沉，不相同，浮表寒，沉冷痛。 |

# 第4章 病理性脉象

| | |
|---|---|
| 芤脉 | 脉象歌：芤脉形，状如葱，两边实，中间空。<br>主病歌：芤脉因，血管空，大失血，血不充，呕吐衄，取右寸，胃肠痛，尺下洪。 |
| 弦脉 | 脉象歌：弦长直，按不迁，应指来，似丝弦。<br>主病歌：肝经脉，脉急弦，健康人，春缓弦，痰饮证，疟疾缠，腹寒痛，脚拘挛。 |
| 革脉 | 脉象歌：革脉象，芤而弦，按鼓皮，虚而坚。<br>主病歌：阴已亡，革脉坚，失血后，生血难，男遗精，女产半，虚寒证，疝瘕见。 |
| 牢脉 | 脉象歌：牢实大，合弦长，沉伏间，有力强。<br>主病歌：牢属寒，久病藏，癥瘕疝，何愁肠，木乘土，腹痛胀，失血家，阴必亡。 |
| 濡脉 | 脉象歌：濡脉形，细而柔，水浮棉，浮中求。<br>主病歌：气血微，脉见濡，精血伤，濡而浮，骨中蒸，盗汗流，湿侵脾，或崩漏。 |
| 弱脉 | 脉象歌：弱无力，见于沉，柔而细，重按寻。<br>主病歌：脾胃弱，阳虚证，自汗出，少精神，多惊悸，阴虚甚，少畏忌，老年平。 |
| 缓脉 | 脉象歌：缓而慢，动无偏，和风午，四至间。<br>主病歌：缓主湿，脾不健，或痿痹，或伤寒，平人脉，亦见缓，有神气，应指间。 |
| 散脉 | 脉象歌：散脉浮，真散漫，至不齐，勿重按。<br>主病歌：见散脉，元气散，病危急，莫轻看，心中悸，或自汗，两尺散，魂应断。 |
| 细脉 | 脉象歌：脉细小，细如丝，沉应指，终不离。<br>主病歌：细主湿，亦主虚，气血衰，精血亏。 |

| | |
|---|---|
| 伏脉 | 脉象歌：沉之甚，伏脉形，扒筋下，着骨寻。<br>主病歌：伏脉闭，阴寒盛，腹中痛，痰食停，发霍乱，或疝痛，呕吐泻，温补灵。 |
| 动脉 | 脉象歌：动摇摇，数在关，无头尾，豆形圆。<br>主病歌：动主痛，热与汗，或惊悸，脚拘挛，男亡精，女崩见，呕痢并，伤津液。 |
| 促脉 | 脉象歌：数而止，复又动，无定数，促脉形。<br>主病歌：促脉病，实热盛，阴液伤，痰食凝，气血滞，或痰鸣，心房颤，肩背痛。 |
| 结脉 | 脉象歌：缓中止，复又动，无定数，结脉形。<br>主病歌：结脉因，气血凝，老痰结，疝瘕病，阳气衰，阴气盛，左寸结，心寒痛。 |
| 代脉 | 脉象歌：动而止，不能还，再复动，作代看。<br>主病歌：脏气衰，代脉见，女孕胎，月有三，腹剧痛，或吐泻，心动悸，结脉参。 |
| 疾脉 | 脉象歌：疾脉数，急而慌，七八至，细酌量。<br>主病歌：疾为阳，阳极象，阴衰竭，热难当，热病见，生可望，久病逢，命遭殃。 |

# 第5章 辨脉诊治肺系疾病

# § 感冒 §

感冒是感受风邪，邪袭卫表而引发的外感疾病，以恶寒、发热、头身疼痛、鼻塞、流涕、喷嚏、咳嗽、全身不适为临床特征。四季皆有，以冬春两季为多。病机为卫表不和，肺失宣肃。治疗以解表宣肺为原则，但应分清风寒、风热与暑湿及兼夹病邪的不同，而分别采用辛温解表、辛凉解表和解表清暑祛湿等治法祛除表邪，时邪病毒又当以清热解毒为治疗重点。感冒的治疗一般禁用补法，以免敛邪，但若体虚之人，又当在解表剂中佐以益气、养阴等补益之品，以扶正祛邪。正确的煎药、合理的饮食，有助于感冒的迅速康复。

## ◆【治疗原则】

感冒由外邪客于肌表引起，应遵循《素问·阴阳应象大论》"其在皮者，汗而发之"之意，采用辛散解表的法则，祛除外邪，邪去则正安，感冒愈。解表之法应根据所感外邪寒热暑湿的不同，而分别选用辛温、辛凉、清暑解表法。时行感冒的病邪以时行病毒为主，解表达邪又当重视清热解毒。

感冒的病机之一是肺失宣肃，因此宣通肺气有助于肺的宣肃功能恢复正常，肺主皮毛，宣肺又能协助解表，宣肺与解表相互联系，又协同发挥作用。

体虚感冒应扶正祛邪，不可专事发散，以免过汗伤正。病邪累及胃肠者，又应辅以化湿、和胃、理气等法治疗，照顾其兼证。

## ◆【辨证治疗】

| 论治\证型 | 风寒感冒 | 风热感冒 | 暑湿感冒 |
|---|---|---|---|
| 脉象 | 脉浮或浮紧 | 脉浮数 | 脉濡数 |
| 症状 | 恶寒重，发热轻，无汗，头痛，肢节酸疼，鼻塞声重，时流清涕，咽痒，咳嗽，痰稀薄色白，舌苔薄白。 | 发热，微恶风寒，或有汗，鼻塞，喷嚏，流稠涕，头痛，咽喉疼痛，咳嗽痰稠，舌苔薄黄。 | 面垢，身热汗出，但汗出不畅，身热不扬，身重倦怠，头昏重痛，或鼻塞流涕，咳嗽痰黄，胸闷欲呕，小便短赤，大便溏，舌苔黄腻。 |

## 第5章 辨脉诊治肺系疾病

| | | | |
|---|---|---|---|
| 证机 | 风寒外束，卫阳被郁，腠理闭塞，肺气不宣 | 风热犯表，热郁肌腠，卫表失和，肺失清肃 | 暑湿遏表，湿热伤中，表卫不和，肺气不清 |
| 治法 | 辛温解表，宣肺散寒 | 辛凉解表，宣肺清热 | 清暑祛湿解表 |
| 代表方剂 | 荆防败毒散加减 | 银翘散加减 | 新加香薷饮加减 |
| 方解 | 本方以荆芥、防风解表散寒；柴胡、薄荷解表疏风；羌活、独活散寒除湿，为治肢体疼痛之要药；川芎活血散风止头痛；枳壳、前胡、桔梗宣肺利气；茯苓、甘草化痰和中。风寒重，恶寒甚者，加麻黄、桂枝；头痛加白芷，项背强痛加葛根；风寒夹湿，身热不扬，身重苔腻，脉濡者，用羌活胜湿汤加减；风寒兼气滞，胸闷呕恶者，用香苏散加减；表寒兼里热，又称"寒包火"，发热恶寒，鼻塞声重，周身酸痛，无汗口渴，咽痛，咳嗽气急，痰黄黏稠，或尿赤便秘，舌苔黄白相间，脉浮数，解表清里，用双解汤加减。 | 本方以金银花、连翘辛凉透表，兼以清热解毒；薄荷、荆芥、淡豆豉疏风解表，透热外出；桔梗、牛蒡子、甘草宣肺祛痰，利咽散结；竹叶、芦根甘凉轻清，清热生津止渴。发热甚者，加黄芩、石膏、大青叶清热；头痛重者，加桑叶、菊花、蔓荆子清利头目；咽喉肿痛者，加板蓝根、玄参利咽解毒；咳嗽痰黄者，加黄芩、知母、浙贝母、杏仁、瓜蒌清肺化痰；口渴重者，重用芦根，加天花粉、知母清热生津。<br>时行感冒，寒战高热，全身酸痛，酸软无力，或有化热传变之势，重在清热解毒，方中酌加大青叶、板蓝根、重楼、贯众、石膏等。 | 本方以香薷发汗解表，金银花、连翘辛凉解表，厚朴、白扁豆和中化湿。暑热偏盛，加黄连、青蒿、鲜荷叶、鲜芦根清暑泄热；湿困卫表，身重少汗恶风，加清豆卷、藿香、佩兰芳香化湿宣表；小便短赤，加六一散、赤茯苓清热利湿。 |
| 备注 | 风寒感冒可用成药如午时茶、通宣理肺丸等，轻证亦可用生姜10克，红糖适量，煎水服用。 | 风热感冒可用成药银翘解毒片（丸）、羚翘解毒片、桑菊感冒冲剂等。时行感冒用板蓝根冲剂等。 | 暑湿感冒或感冒而兼见中焦诸症者，可用成药藿香正气丸（片、水、软胶囊）等。 |

**体虚感冒**：年老或体质素虚，或病后，产后体弱，气虚阴亏，卫外不固，容易反复感冒，或感冒后缠绵不愈，其证治与常人感冒不同。气虚感冒者，兼有倦怠乏力，气短懒言，身痛无汗，或恶寒甚，咳嗽无力，脉浮弱等症。阴虚感冒者，兼有身微热，手足心发热，心烦口干，少汗，干咳少痰，舌红，脉细数。

| 论治\证型 | 气虚感冒 | 阴虚感冒 |
|---|---|---|
| 脉象 | 脉浮无力 | 脉细数 |
| 症状 | 气虚者易反复感冒，感冒则恶寒较重，或发热，热势不高，鼻塞流涕，头痛，汗出，倦怠乏力，气短，咳嗽咯痰无力，舌质淡苔薄白。 | 微恶风寒，少汗，身热，手足心热，头昏心烦，口干，干咳少痰，鼻塞流涕，舌红少苔。 |
| 证机 | 表虚卫弱，风寒侵袭，气虚无力达邪 | 阴虚津亏，感受外邪，津液不能作汗外出 |
| 治法 | 益气解表 | 滋阴解表 |
| 代表方剂 | 参苏饮加减 | 加减葳蕤汤化裁 |
| 方解 | 方中人参、茯苓、甘草益气以祛邪，苏叶、葛根疏风解表，半夏、陈皮、桔梗、前胡宣肺理气、化痰止咳，木香、枳壳理气调中，姜、枣调和营卫。表虚自汗者，加黄芪、白术、防风益气固表；气虚甚而表证轻者，可用补中益气汤益气解表。 | 方中以白薇清热和阴，玉竹滋阴助汗，葱白、薄荷、桔梗、豆豉疏表散风，甘草、大枣甘润和中。阴伤明显，口渴心烦者，加沙参、麦冬、黄连、天花粉清润生津除烦。 |
| 备注 | 凡气虚易感冒者，可常服玉屏风散，增强固表卫外功能，以防感冒。 | |

## ◆【预防与调摄】

加强体育锻炼，增强机体适应气候变化的调节能力，在气候变化时适时增减衣服，注意防寒保暖，慎接触感冒患者以免时邪入侵等，对感冒的预防有重要作用。尤其是时行感冒的流行季节，预防服药一般可使感冒的发病率大为降低。主要药物有贯众、大青叶、板蓝根、鸭跖草、藿香、佩兰、薄荷、荆芥等。不过随着季节的变化，预防感冒的药物亦有所区别，如冬春季用贯众、紫苏、荆芥；夏季用藿香、佩兰、薄荷、时邪毒盛、流行广泛用板蓝根、大青叶、菊花、金银花等，常用食品如葱、大蒜、食醋亦有预防作用。

感冒患者应适当休息，多饮水，饮食以素食流质为宜，慎食油腻难消化之物。卧室空气应流通，但不可直接吹风。药物煎煮时间宜短，取其气全以保留芳香挥发有效物质，无汗者宜服药后进热粥或覆被以促汗解表，汗后及时换干燥洁净衣服，免再次受邪。

# 第5章 辨脉诊治肺系疾病

## § 咳嗽 §

咳嗽是指由于外感或内伤等因素，导致肺失宣肃，肺气上逆，冲击气道，发出咳声或伴咯痰为临床特征的一种病证。历代将有声无痰称为咳，有痰无声称为嗽，有痰有声谓之咳嗽。临床上多为痰声并见，很难截然分开，故以咳嗽并称。

肺气不清，失于宣肃，上逆作声而引起咳嗽为本病证的主要症状。由于感邪的性质、影响的脏腑、痰的寒热、火的虚实等方面的差别，咳嗽有不同的临床表现。咳嗽的病程，有急性咳嗽和慢性咳嗽。咳嗽的时间，有白日咳嗽甚于夜间者，有早晨、睡前咳嗽较甚者，有午后、黄昏、夜间咳嗽较甚者。咳嗽的节律，有时作咳嗽者，有时时咳嗽者，有咳逆阵作、连声不断者。咳嗽的性质，有干性咳嗽、湿性咳嗽。咳嗽的声音，有咳声洪亮有力者，有咳声低怯者，有咳声重浊者，有咳声嘶哑者。咳痰的色、质、量、味等也有不同的临床表现，痰色有白色、黄色、灰色甚至铁锈色、粉红色等，痰的质地有稀薄、黏稠等。有痰量少甚至干咳者，有痰量多者。痰有无明显气味者，也有痰带腥臭者。

### ◆【治疗原则】

咳嗽的治疗应分清邪正虚实。外感咳嗽，为邪气壅肺，多为实证，故以祛邪利肺为治疗原则，根据风寒、风热、风燥的不同，应分别采用疏风、散寒、清热、润燥治疗。内伤咳嗽，多属邪实正虚，故以祛邪扶正、标本兼顾为治疗原则，根据病邪为"痰"与"火"，祛邪分别采用祛痰、清火为法，正虚则养阴或益气为宜，又应分清虚实主次处理。

咳嗽的治疗，除直接治肺外，还应从整体出发注意治脾、治肝、治肾等。外感咳嗽一般均忌敛涩留邪，当因势利导，俟肺气宣畅则咳嗽自止；内伤咳嗽应防宣散伤正，注意调理脏腑，顾护正气。咳嗽是人体祛邪外达的一种病理表现，治疗决不能单纯见咳止咳，必须按照不同的病因分别处理。

## ◆【分证论治】

### 1. 外感咳嗽

| 论治\证型 | 风寒袭肺 | 风热犯肺 | 风燥伤肺 |
|---|---|---|---|
| 脉象 | 脉浮或浮紧 | 脉浮数或浮滑 | 脉浮 |
| 症状 | 咳声重浊，气急，喉痒，咯痰稀薄色白，常伴鼻塞，流清涕，头痛，肢体酸楚，恶寒发热，无汗等表证，舌苔薄白。 | 咯痰不爽，咳声嘶哑，痰黄或稠黏，喉燥咽痛，常伴恶风身热，头痛肢楚，鼻流黄涕，口渴等表热证，舌苔薄黄。 | 喉痒干咳，无痰或痰少而粘连成丝，咯痰不爽，或痰中带有血丝，咽喉干痛，唇鼻干燥，口干，常伴鼻塞，头痛，微寒，身热等表证，舌红干而少津，苔薄白或薄黄。 |
| 治法 | 疏风散寒，宣肺止咳 | 疏风清热，宣肺止咳 | 疏风清肺，润燥止咳 |
| 代表方剂 | 三拗汤合止嗽散加减 | 桑菊饮加减 | 桑杏汤加减 |
| 方解 | 方中用麻黄、荆芥疏风散寒，合杏仁宣肺降气，紫菀、白前、百部、陈皮理肺祛痰，桔梗、甘草利咽止咳。咳嗽较甚者加矮地茶、金沸草祛痰止咳；咽喉痒甚者，加牛蒡子、蝉蜕祛风止痒；鼻塞声重加辛夷花、苍耳子宣通鼻窍；若挟痰湿，咳而痰黏，胸闷，苔腻者，加半夏、茯苓、厚朴燥湿化痰。 | 方中桑叶、菊花、薄荷疏风清热；桔梗、杏仁、甘草宣降肺气，止咳化痰；连翘、芦根清热生津。咳嗽甚者，加前胡、瓜壳、枇杷叶、浙贝母清宣肺气，化痰止咳；表热甚者，加金银花、荆芥、防风疏风清热；咽喉疼痛，声音嘶哑，加射干、牛蒡子、山豆根、板蓝根清热利咽；痰黄稠，肺热甚者，加黄芩、知母、石膏清肺泄热。 | 本方为治疗温燥伤肺轻证的常用方。方中桑叶、淡豆豉疏风解表，清宣肺热；杏仁、贝母化痰止咳；沙参、梨皮、山栀子清热润燥生津。表证较重者，加薄荷、荆芥疏风解表；津伤较甚者，加麦冬、玉竹滋养肺阴；肺热重者，酌加生石膏、知母清肺泄热；痰中带血丝者，加生地黄、白茅根清热凉血止血。 |
| 备注 | 另有凉燥伤肺咳嗽，乃风寒与燥邪相兼犯肺所致，表现干咳而少痰或无痰，咽干鼻燥，兼有恶寒发热，头痛无汗，舌苔薄白而干等症。用药当以温而不燥，润而不凉为原则，方取杏苏散加减；药用苏叶、杏仁、前胡辛以宣散，紫菀、款冬花、百部、甘草温润止咳。若恶寒甚、无汗，可配荆芥、防风以解表发汗。 ||||

## 2. 内伤咳嗽

| 论治\证型 | 痰湿蕴肺 | 痰热郁肺 | 肝火犯肺 | 肺阴亏耗 |
|---|---|---|---|---|
| 脉象 | 脉濡滑 | 脉滑数 | 脉弦数 | 脉细数 |
| 症状 | 咳嗽反复发作，尤以晨起咳甚，咳声重浊，痰多，痰黏腻或稠厚成块，色白或带灰色，胸闷气憋，痰出则咳缓、憋闷减轻。常伴体倦，脘痞，腹胀，大便时溏，舌苔白腻。 | 咳嗽气息急促，或喉中有痰声，痰多稠黏或为黄痰，咳吐不爽，或痰有热腥味，或咳吐血痰，胸胁胀满，或咳引胸痛，面赤，或有身热，口干欲饮，舌红，舌苔薄黄腻。 | 上气咳逆阵作，咳时面赤，常感痰滞咽喉，咯之难出，量少质黏，或痰如絮状，咳引胸胁胀痛，咽干口苦。症状可随情绪波动而增减。舌红或舌边尖红，舌苔薄黄少津。 | 干咳，咳声短促，痰少黏白，或痰中带血丝，或声音逐渐嘶哑，口干咽燥，常伴有午后潮热，手足心热，夜寐盗汗，口干，舌红少苔，或舌上少津。 |
| 治法 | 燥湿化痰，理气止咳 | 清热肃肺，化痰止咳 | 清肝泻火，化痰止咳 | 滋阴润肺，化痰止咳 |
| 代表方剂 | 二陈汤合三子养亲汤加减 | 清金化痰汤加减 | 黛蛤散合黄芩泻白散加减 | 沙参麦冬汤加减 |
| 方解 | 二陈汤以半夏、茯苓燥湿化痰；陈皮、甘草理气和中；三子养亲汤以白芥子温肺利气、快膈消痰；紫苏子降气行痰，气降则痰不逆；莱菔子消食导滞，气行则痰行。两方合用，则燥湿化痰，理气止咳。临床应用时，尚可加桔梗、杏仁、枳壳以宣降肺气；胸闷脘痞者， | 方中用黄芩、知母、山栀子、桑白皮清泄肺热，茯苓、贝母、瓜蒌、桔梗、陈皮、甘草化痰止咳，麦冬养阴润肺以宁咳。若痰热郁蒸，痰黄如脓或有热腥味，加鱼腥草、金荞麦根、贝母、冬瓜仁等清化痰热；胸满咳逆，痰涌，便 | 方中青黛、海蛤壳清肝化痰，黄芩、桑白皮、地骨皮清泻肺热，粳米、甘草和中养胃，泻肺而不伤津。二方相合，使气火下降，肺气得以清肃，咳逆自平。火旺者加山栀子、牡丹皮清肝泻火，胸闷气逆者加葶苈子、瓜蒌、枳壳利气降逆，咳引胁痛者，加郁金、 | 方中用沙参、麦冬、玉竹、天花粉滋阴润肺以止咳；桑叶轻清宣透，以散燥热；甘草、白扁豆补土生金。若久热久咳，可用桑白皮易桑叶，加地骨皮以泻肺清热；咳剧者加贝母、杏仁、百部润肺止咳；若肺气不敛，咳而气促，加五味子、诃子以敛肺 |

| 方解 | 可加苍术、厚朴健脾燥湿化痰；若寒痰较重，痰黏白如泡沫，怯寒背冷，加干姜、细辛以温肺化痰；脾虚证候明显者，加党参、白术以健脾益气；兼有表寒者，加紫苏、荆芥、防风以解表散寒。症情平稳后可服六君子汤加减以资调理。 | 秘者，加葶苈子、风化硝泻肺通腑化痰；痰热伤津，咳痰不爽，加北沙参、麦冬、天花粉养阴生津。 | 丝瓜络理气和络；痰黏难咯，加海浮石、贝母、冬瓜仁清热豁痰；火热伤津，咽燥口干，咳嗽日久不减，酌加北沙参、百合、麦冬、天花粉、诃子养阴生津敛肺。 | 气；咳吐黄痰，加海蛤粉、知母、瓜蒌、竹茹、黄芩清热化痰；若痰中带血，加山栀子、牡丹皮、白茅根、白及、藕节清热凉血止血；低热、潮热骨蒸，酌加功劳叶、银柴胡、青蒿、白薇等以清虚热；盗汗，加糯稻根须、浮小麦等以敛汗。 |

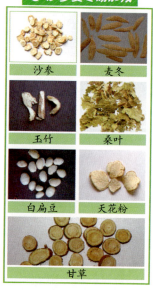

沙参麦冬汤加减：沙参、麦冬、玉竹、桑叶、白扁豆、天花粉、甘草

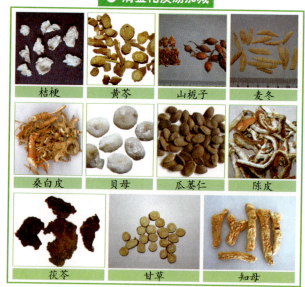

清金化痰汤加减：桔梗、黄芩、山栀子、麦冬、桑白皮、贝母、瓜蒌仁、陈皮、茯苓、甘草、知母

【预防调护】

咳嗽的预防，重点在于提高机体卫外功能，增强皮毛腠理适应气候变化的能力，遇有感冒及时治疗。若常自汗出者，必要时可予玉屏风散服用。咳嗽时要注意观察痰的变化，咳痰不爽时，可轻拍其背以促其痰液咳出，饮食上慎食肥甘厚腻之品，以免碍脾，助湿生痰，若属燥、热、阴虚咳嗽者，忌食辛辣动火食品，各类咳嗽都应戒烟，避免接触烟尘刺激。

# § 哮病 §

哮病是一种发作性的痰鸣气喘疾病，以喉中哮鸣有声、呼吸急促困难为临床特征。病理因素以痰为主，痰伏于内，因感引发。发作时，痰阻气道，痰气相搏，肺气失于肃降，表现为邪实之证；反复久发，气阴耗损，肺、脾、肾渐虚，平时表现为正虚之证，大发作时可见邪实正虚的错杂表现。故辨治原则是根据疾病的新久，已发未发，区别邪正缓急、虚实主次而治疗。发时治标，缓则治本。发时以祛邪利肺为主，但要注意证候的寒热，以及寒热相兼，寒热转化，是否虚实错杂等情况，进行治法、方药的调整。未发时以扶正为主，但要注意气阴之异，肺、脾、肾之殊，在抓住重点的基础上，适当兼顾。其中尤以补肾最为重要，因肾为先天之本，五脏之根，精气充足则根本得固。而补肺可加强卫外功能，防止外邪入侵。

## ◆【治疗原则】

《景岳全书·喘促》说："扶正气者，须辨阴阳，阴虚者补其阴，阳虚者补其阳。攻邪气者，须分微甚，或散其风，或温其寒，或清其火。然发久者，气无不虚……若攻之太过，未有不致日甚而危者。"堪为哮病辨治的要领、临证应用的准则。

## ◆【辨证论治】

### 1. 发作期

| 论治\证型 | 寒哮 | 热哮 |
|---|---|---|
| 脉象 | 脉弦紧或浮紧 | 脉弦数或滑数 |
| 症状 | 呼吸急促，喉中哮鸣有声，胸膈满闷如室，咳不甚，痰少咳吐不爽，白色黏痰，口不渴，或渴喜热饮，天冷或遇寒而发，形寒怕冷，或有恶寒，喷嚏、流涕等表寒证，舌苔白滑。 | 气粗息涌，喉中痰鸣如吼，胸高胁胀，张口抬肩，咳呛阵作，咯痰色黄或白，黏浊稠厚，排吐不利，烦闷不安，汗出，面赤，口苦，口渴喜饮，舌红，苔黄腻。 |
| 治法 | 温肺散寒，化痰平喘 | 清热宣肺，化痰定哮 |
| 代表方剂 | 射干麻黄汤加减 | 定喘汤加减 |

| | | |
|---|---|---|
| 方解 | 本方用射干、麻黄宣肺平喘，豁痰利咽；细辛、半夏、生姜温肺蠲饮降逆；紫菀、款冬花、甘草化痰止咳；五味子收敛肺气；大枣和中。痰涌喘逆不能平卧者，加葶苈子、紫苏子、杏仁泻肺降逆平喘；若表寒里饮，寒象较甚者，可用小青龙汤解表化痰，温肺平喘；若痰稠胶固难出，哮喘持续难平者，加猪牙皂、白芥子豁痰利窍以平喘。 | 方用麻黄、杏仁宣降肺气以平喘；黄芩、桑白皮清肺热而止咳平喘；半夏、款冬花、紫苏子化痰止咳，降逆平喘；白果敛肺气以定喘，且可防麻黄过于耗散之弊；甘草和中，调和诸药。全方合用，宣、清、降俱备，共奏清热化痰、宣降肺气、平喘定哮之功。若痰稠胶黏，酌加知母、浙贝母、海蛤粉、瓜蒌、胆南星之类以清化热痰；气息喘促，加葶苈子、地龙泻肺清热平喘；内热壅盛，加石膏、金银花、鱼腥草以清热，大便秘结，加大黄、芒硝通腑利肺；表寒里热，加桂枝、生姜兼治表寒。 |
| 备注 | 病久阳虚，发作频繁，发时喉中痰鸣如鼾，声低，气短不足以息，咯痰清稀，面色苍白，汗出肢冷，舌淡苔白，脉沉细者，当标本同治，温阳补虚，降气化痰，用紫苏子降气汤，酌配黄芪、山茱萸、紫石英、沉香、诃子之类；阳虚者，伍以附子、补骨脂、钟乳石等温补肾阳。 | 若病久热盛伤阴，痰热不净，虚实夹杂，气急难续，咳呛痰少质黏，口燥咽干，烦热颧红，舌红少苔，脉细数者，又当养阴清热，敛肺化痰，可用麦门冬汤。偏于肺阴不足者，酌加沙参、冬虫夏草、五味子、贝母；肾虚气逆，酌配地黄、山茱萸、胡桃肉、紫石英、诃子等补肾纳气定喘。 |

2. 缓解期

| 论治＼证型 | 肺虚 | 脾虚 | 肾虚 |
|---|---|---|---|
| 脉象 | 脉细弱或虚大 | 脉细弱 | 脉细数 |
| 症状 | 气短声低，动则尤甚，或喉中有轻度哮鸣声，咳痰清稀色白，面色㿠白，常自汗畏风，易感冒，每因劳倦、气候变化等诱发哮病，舌淡苔白。 | 平素痰多气短，倦怠无力，面色萎黄，食少便溏，或食油腻易于腹泻，每因饮食不当则易诱发哮病，舌淡，苔薄腻或白滑。 | 平素短气息促，动则尤甚，吸气不利，或喉中有轻度哮鸣，腰膝酸软，脑转耳鸣，劳累后易诱发哮病。或畏寒肢冷，面色苍白，舌淡苔白，质胖嫩，脉象沉细。或颧红，烦热，汗出黏手，舌红苔少。 |

## 第5章 辨脉诊治肺系疾病

| 治法 | 补肺固卫 | 健脾化痰 | 补肾摄纳 |
|---|---|---|---|
| 代表方剂 | 玉屏风散加减 | 六君子汤加减 | 金匮肾气丸加减或七味都气丸加减 |
| 方解 | 方中黄芪益气固表；白术健脾补肺；防风亦名"屏风"，《本草纲目·防风》说："防者，御也……屏风者，防风隐语也。"可见防风有屏蔽御邪之功效。李东垣说："防风能制黄芪，黄芪得防风，其功愈大。"若怕冷畏风明显，加桂枝、白芍、姜、枣调和营卫；阳虚甚者，加附子助黄芪温阳益气；若气阴两虚，咳呛，痰少质黏，口咽干，舌质红者，可用生脉散加北沙参、玉竹、黄芪等益气养阴。 | 方中党参、茯苓、白术、甘草补气健脾，陈皮、半夏理气化痰。若形寒肢冷便溏者，可加干姜、桂枝以温脾化饮，甚者加附子以振奋脾阳；脾肺两虚者，可与玉屏风散配合应用。 | 前方偏于温肾助阳，后方偏于益肾纳气。阳虚明显者，肾气丸加补骨脂、淫羊藿、鹿角片；阴虚明显者，七味都气丸加麦冬、当归、龟胶。肾虚不能纳气者，胡桃肉、冬虫夏草、紫石英等补肾纳气之品随证加入，喘甚时予人参蛤蚧散；有痰者，酌加紫苏子、半夏、橘红、贝母等以化痰止咳。若平时无明显症状，可用平补肺肾之剂，如党参、黄芪、五味子、胡桃肉、冬虫夏草、紫河车之类，并可酌配化痰之品。 |
| 备注 | 白芥子敷贴法对减少和控制哮病的发作也有一定疗效，其方法是将白芥子、延胡索各20克，甘遂、细辛各10克，共为末，加麝香0.6克，和匀，在夏季三伏中，分三次用姜汁调敷肺俞、膏肓、百劳等穴，约1～2小时去之，每10日敷1次。 | | |

## ◆【预防与调摄】

预防方面，注重宿根的形成及诱因的作用，故应注意气候影响，做好防寒保暖，防止外邪诱发，避免接触刺激性气体及易致过敏的灰尘、天花粉、食物、药物和其他可疑异物。宜戒烟酒，饮食宜清淡而富营养，忌生冷、肥甘、辛辣、海膻发物等，以免伤脾生痰。防止过度疲劳和情志刺激，鼓励患者根据个人身体情况，选择太极拳、内养功、八段锦、散步或慢跑、体操等方法长期锻炼，增强体质，预防感冒。在调摄方面，哮喘病发作时，尚应密切观察哮鸣、喘息、咳嗽、咯痰等病情的变化，哮鸣咳嗽痰多、痰声辘辘或痰黏难咯者，用拍背、雾化吸入等法，助痰排出。对喘息哮鸣，心中悸动者，应限制活动，防止喘脱。

# § 喘病 §

喘病是呼吸困难，甚至张口抬肩，鼻翼翕动，不能平卧的一种病症，严重者可致喘脱。为外感六淫，内伤饮食、情志以及久病体虚所致。其病主要在肺、肾，亦与肝、脾等脏有关。病理性质有虚实之分。实喘为邪气壅肺，气失宣降，治以祛邪利气。祛邪指祛风寒、清肺热、化痰浊（痰饮）等，利气指宣肺平喘，亦包括降气解郁等法。虚喘为精气不足，肺不主气，肾不纳气所致，治予培补摄纳，但应分阴阳，培肺气，益肺阴，补肾阳，滋肾阴等，并佐摄纳固脱等法。治虚喘很难速效，应持之以恒地调治方可治愈。正如《医宗必读·喘》所说："治实者攻之即效，无所难也。治虚者补之未必即效，须悠久成功，其间转折进退，良非易也。"若见"下虚上实"者，又当疏泄其上，补益其下，权衡轻重主次治疗。若见喘脱者，急当扶正固脱，潜镇摄纳，及时救治。

## ◆【治疗原则】

喘病的治疗原则是按虚实论治。实喘治肺，治以祛邪利气。应区别寒、热、痰、气的不同，分别采用温宣、清肃、祛痰、降气等法。虚喘治在肺肾，以肾为主，治以培补摄纳。针对脏腑病机，采用补肺、纳肾、温阳、益气、养阴、固脱等法。虚实夹杂，下虚上实者，当分清主次，权衡标本，适当处理。

## ◆【辨证论治】

### 1. 实喘

| 证型<br>论治 | 风寒闭肺 | 痰热遏肺 | 痰浊阻肺 | 饮凌心肺 | 肝气乘肺 |
|---|---|---|---|---|---|
| 脉象 | 脉浮紧 | 脉滑数 | 脉滑 | 脉沉细 | 脉弦 |
| 症状 | 喘息，呼吸气促，胸部胀闷，咳嗽，痰多稀薄色白，兼有头痛，鼻塞，无汗，恶寒，或伴发热，口不渴，舌苔薄白而滑 | 喘咳气涌，胸部胀痛，痰多黏稠色黄，或夹血色，伴胸中烦热，面红身热，汗出，口渴喜 | 喘而胸满闷窒，甚则胸盈仰息，咳嗽，痰多黏腻色白，咯吐不利，兼有呕 | 喘咳气逆，倚息难以平卧，咯痰稀白，心悸，面目肢体浮肿， | 每遇情志刺激而诱发，发病突然，呼吸短促，息粗气憋，胸闷胸痛，咽中如窒，咳嗽，痰鸣不著，喘后如常人，或失眠、心悸， |

## 第5章 辨脉诊治肺系疾病

| | | | | | |
|---|---|---|---|---|---|
| | | 冷饮，咽干，尿赤，或大便秘结，苔黄或腻。 | 恶纳呆，口黏不渴，苔厚腻色白。 | 小便量少，怯寒肢冷，面唇青紫，舌胖暗，苔白滑。 | 平素多忧思抑郁，苔薄。 |
| 治法 | 散寒宣肺 | 清泄痰热 | 化痰降逆 | 温阳利水泻肺平喘 | 开郁降气 |
| 代表方剂 | 麻黄汤加减 | 桑白皮汤加减 | 二陈汤合三子养亲汤加减 | 真武汤合葶苈大枣泻肺汤 | 五磨饮子 |
| 方解 | 方中麻黄、桂枝宣肺散寒解表，杏仁、甘草利气化痰。喘重者，加紫苏子、前胡降逆平喘；若寒痰阻肺，见痰白清稀量多泡沫状，加细辛、生姜、半夏、陈皮温肺化痰，利气平喘。若得汗而喘不平，可用桂枝加厚朴杏仁汤和营卫，利肺气；若素有寒饮内伏，复感客寒而引发者，可用小青龙汤发表温里。 | 方中桑白皮、黄芩、黄连、山栀子清泻肺热，杏仁、贝母、半夏、紫苏子降气化痰。 | 方中用半夏、陈皮、茯苓、甘草燥湿化痰，紫苏子、白芥子、莱菔子化痰下气平喘，杏仁、紫菀、旋覆花肃肺化痰降逆。若痰湿较重，舌苔厚腻，可加苍术、厚朴燥湿理脾行气，以助化痰降逆；痰浊壅盛，气喘难平者，加皂荚、葶苈子涤痰除壅以平喘。 | 方中用真武汤温阳利水，葶苈大枣泻肺汤泻肺除壅。喘促甚者，可加桑白皮、五加皮行水去壅平喘。心悸者加酸枣仁养心安神。怯寒肢冷者，加桂枝温阳散寒。面唇青紫甚者，加泽兰、益母草活血祛瘀。 | 方中以沉香为主药，温而不燥，行而不泄，既可降逆，又可纳肾气，使气不复上逆；槟榔破气降逆，乌药理气顺降，共助沉香以降逆平喘；木香、枳实疏肝理气，加强开郁之力。本证在于七情伤肝，肝气横逆上犯肺脏，而上气喘息，发病之标在肺与脾胃，发病之本则在肝，属气郁寒证。因而应用本方时，还可在原方基础上加柴胡、郁金、青皮等疏肝理气之品以增强解郁之力。 |

2. 虚喘

| 论治＼证型 | 肺气虚 | 肾气虚 | 喘脱 |
|---|---|---|---|
| 脉象 | 脉软弱 | 脉微细或沉弱 | 脉浮大无根，或见歇止，或模糊不清 |
| 症状 | 喘促短气，气怯声低，喉有鼾声，咳声低弱，痰吐稀薄，自汗畏风，极易感冒，舌淡红。 | 喘促日久，气息短促，呼多吸少，动则喘甚，气不得续，小便常因咳甚而失禁，或尿后余沥，形瘦神疲，面青肢冷，或有跗肿，舌淡苔薄。 | 喘逆甚剧，张口抬肩，鼻翼煽动，端坐不能平卧，稍动则喘剧欲绝，或有痰鸣、咳吐泡沫痰，心慌动悸，烦躁不安，面青唇紫，汗出如珠，肢冷。 |
| 治法 | 补肺益气 | 补肾纳气 | 扶阳固脱，镇摄肾气 |
| 代表方剂 | 补肺汤合玉屏风散加减 | 金匮肾气丸合参蛤散加减 | 参附汤合黑锡丹加减 |
| 方解 | 方中人参、黄芪、白术补益肺气，防风助黄芪益气护卫，五味子敛肺平喘，熟地黄益精以化气，紫菀、桑白皮化痰以利肺气。 | 前方温补肾阳，后方纳气归肾。附子、肉桂、山茱萸、冬虫夏草、胡桃肉、紫河车温肾纳气，熟地黄、当归滋阴助阳。 | 参附汤益气回阳，黑锡丹镇摄浮阳，纳气定喘，应用时可加龙骨、牡蛎、山茱萸以固脱，同时可加服蛤蚧粉以纳气定喘。 |
| 备注 | 若食少便溏，腹中气坠，肺脾同病，可与补中益气汤配合治疗。若伴咳嗽痰少质黏，烦热口干，面色潮红，舌红苔剥，脉细数，为气阴两虚，可用生脉散加沙参、玉竹、百合等益气养阴；痰黏难出，加贝母、瓜蒌润肺化痰。 | 若见喘咳，口干咽燥，颧红唇赤，舌红少津，脉细或细数，此为肾阴虚，可用七味都气丸合生脉散以滋阴纳气。如兼标实，痰浊壅肺，喘咳痰多，气急满闷，苔腻，此为"上实下虚"之候，治宜化痰降逆，温肾纳气，可用紫苏子降气汤加紫石英、沉香。肾虚喘促，多兼血瘀，如面、唇、爪甲、舌暗，舌下青筋显露等，可酌加桃仁、红花、川芎活血化瘀。 | 若呼吸微弱，间断难续，或叹气样呼吸，汗出如洗，烦躁内热，口干、颧红，舌红无苔，或光绛而紫赤，脉细微而数，或散或芤，为气阴两竭之危证，治应益气救阴固脱，可用生脉散加生地黄、山茱萸、龙骨、牡蛎以益气救阴固脱。若出现阴竭阳脱者，加附子、肉桂回阳固脱。 |

## 【预防与调摄】

慎风寒，戒烟酒，饮食宜清淡，忌食辛辣刺激及甜黏肥腻之品。平素宜调畅情志，因情志致喘者，尤须怡情悦志，避免不良刺激。加强体育锻炼，提高机体的抗病能力。

喘病发生时，应卧床休息，或取半卧位休息，充分给氧。密切观察病情的变化，保持室内空气新鲜，避免理化因素刺激，做好防寒保暖，饮食应清淡而富营养，消除紧张情绪。

## § 肺胀 §

肺胀是指多种慢性肺系疾病反复发作，迁延不愈，肺脾肾三脏虚损，从而导致肺管不利，气道不畅，肺气壅滞，胸膺胀满为病理改变，以喘息气促，咳嗽咯痰，胸部膨满，胸闷如窒，或唇甲发绀，心悸，甚至昏迷、喘脱为主要表现的病证。病位在肺，继则影响脾肾，后期累及心肝。病理性质属本虚标实。本虚多为气虚、气阴两虚，发展为阳虚；标实为气滞、痰浊、水饮、瘀血。气虚、血瘀、痰阻则贯穿于肺胀之始终。由于标本虚实常相兼，又互为影响，故成为迁延难愈，日渐加重的病证。临床以肺气胀满胸闷，咳喘短气，发绀、心悸、浮肿为主症，若病情加重，还可出现心脉瘀阻、阳虚水泛、痰蒙神窍、痰热动风、气不摄血、内闭外脱等危重证候。本病严重危害患者健康与生命，应积极防治。预防上重视治疗原发疾病，控制其迁延发展是关键。治疗上应祛邪扶正，标本兼顾。感邪时偏于邪实，急者祛邪治标为主，平时偏于正虚，缓者以扶正治本为主，常在祛邪宣肺、降气化痰、温阳行水、活血化瘀、补益肺气、健脾化痰、补肾纳气、滋补阴阳诸法中灵活施治，病危时还须采用开窍、息风、止血、扶正固脱、救阴回阳等法以救急。

## 【治疗原则】

一般感邪时偏于邪实，侧重祛邪为主，根据病邪的性质，分别采取祛邪宣肺（辛温、辛凉），降气化痰（温化、清化），温阳利水（通阳、淡渗），活血化瘀，甚或开窍、息风、止血等法。平时偏于正虚，侧重以扶正为主，根据脏腑阴阳的不同，分别以补养心肺，益肾健脾，或气阴兼调，或阴阳兼顾。正气欲脱时则应扶正固脱，救阴回阳。祛邪与扶正只有主次之分，一般相辅为用。

## ◆【辨证论治】

| 论治＼证型 | 风寒内饮 | 痰热郁肺 | 痰瘀阻肺 | 痰蒙神窍 | 肺肾气虚 |
|---|---|---|---|---|---|
| 脉象 | 脉浮紧 | 脉滑数 | 脉弦滑 | 脉细滑数 | 脉沉细无力 |
| 症状 | 咳逆喘满不得卧，气短气急，咯痰白稀，呈泡沫状，胸部膨满，恶寒，周身酸楚，或口干不欲饮，面色青暗，舌体胖大，舌质暗淡，舌苔白滑。 | 咳逆喘息气粗，痰黄或白，黏稠难咯，胸满烦躁，目胀睛突，或发热汗出，或微恶寒，溲黄便干，口渴欲饮，舌质暗红，苔黄或黄腻。 | 咳嗽痰多，色白或呈泡沫，喉间痰鸣，喘息不能平卧，胸部膨满，憋闷如塞，面色灰白而暗，唇甲发绀，舌暗或紫，舌下瘀筋增粗，苔腻或浊腻。 | 咳逆喘促日重，咳痰不爽，表情淡漠，嗜睡，甚或意识朦胧，谵妄，烦躁不安，入夜尤甚，昏迷，撮空理线，或肢体瞤动，抽搐，舌质暗红或淡紫，或紫绛，苔白腻或黄腻。 | 呼吸浅短难续，咳声低怯，胸满短气，甚则张口抬肩，倚息不能平卧，咳嗽，痰如白沫，咯吐不利，心慌，形寒汗出，面色晦暗，舌淡或暗紫，苔白润。 |
| 治法 | 温肺散寒，降逆涤痰 | 清肺泄热，降逆平喘 | 涤痰祛瘀，泻肺平喘 | 涤痰开窍 | 补肺纳肾，降气平喘 |
| 代表方剂 | 小青龙汤 | 越婢加半夏汤 | 葶苈大枣泻肺汤合桂枝茯苓丸 | 涤痰汤合安宫牛黄丸或至宝丹 | 补虚汤合参蛤散 |
| 方解 | 方中麻黄、桂枝、干姜、细辛温肺散寒化饮，半夏、甘草祛痰降逆，佐白芍、五味子收敛肺气，使散中有收。 | 方用麻黄、石膏辛凉配伍，辛能宣肺散邪，凉能清泄肺热；半夏、生姜散饮化痰以降逆；甘草、大枣安内攘外，以扶正祛邪。 | 方中用葶苈子涤痰除壅，以开泄肺气；佐大枣甘温安中而缓药性，使泻不伤正；桂枝通阳化气，温化寒痰；茯苓除湿化痰；牡丹皮、赤芍助桂枝通血脉，化瘀滞。 | 涤痰汤中半夏、茯苓、甘草、竹茹、胆南星清热涤痰，橘红、枳实理气行痰除壅，石菖蒲芳香开窍，人参扶正防脱。加安宫牛黄丸或至宝丹清心开窍。舌苔白腻而有寒象者，以制南星易胆南星，开窍可用苏合香丸。 | 方中用人参、黄芪、茯苓、甘草补益肺脾之气，蛤蚧、五味子补肺纳肾，干姜、半夏温肺化饮，厚朴、陈皮行气消痰，降逆平喘。还可加桃仁、川芎、水蛭活血化瘀。 |

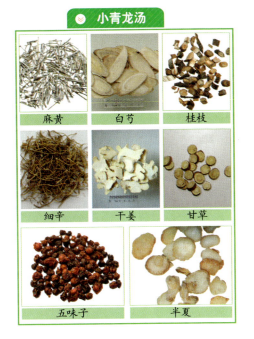
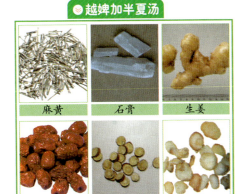

◆【预防与调摄】

预防本病的关键，是重视对原发病的治疗。一旦罹患咳嗽、哮病、喘病、肺痨等肺系疾病，应积极治疗，以免迁延不愈，发展为本病。加强体育锻炼，平时常服扶正固本方药，有助于提高抗病能力。既病之后，宜适寒温，预防感冒，避免接触烟尘，以免诱发加重本病。如因外感诱发，立即治疗，以免加重。戒烟酒及恣食辛辣、生冷之品。有水肿者应低盐或无盐饮食。

# 肺痈

肺痈的特征是发热、咳嗽、胸痛，咳吐大量脓血痰。其形成由外感风热或风寒化热，或痰热素盛，或内外合邪，总之为热壅于肺不得泄，以致蒸液成痰，热壅血瘀，肉腐血败，成痈化脓。一般要经历初期、成痈期、溃脓期和恢复期四个阶段，每期的病理又各有重点，故辨证重点在分清病期。病理性质属实属热，治疗以清热散结，解毒排脓为原则。力争将病变控制在成脓以前，以大剂清肺消痈之品消散之；若已成脓又当解毒排脓，使脓疡易溃，脓血易引流；在恢复期应清养并举，既不能继续大剂清热解毒以伤正，又不能单纯补益而敛邪；若邪敛正虚，则应扶正祛邪。同时清热法要贯穿治疗的全过程，务求邪去正复。若见恶候或慢性迁延，应请西医外科会诊治疗。

## ◆【治疗原则】

针对不同病期，分别采取相应治法。如初期以清肺散邪为主；成痈期，清热解毒，化瘀消痈；溃脓期，排脓解毒；恢复期，阴伤气耗者养阴益气，若久病邪恋正虚者，当扶正祛邪。在肺痈的治疗过程中，要坚持在未成脓前给予大剂清肺消痈之品以力求消散；已成脓者当解毒排脓，按照"有脓必排"的原则，尤以排脓为首要措施；脓毒消除后，再予以补虚养肺。

肺痈为热壅血瘀的实热病证，即使风寒所致也已经化热，故切忌用辛温发散之品以退热，恐以热助热，邪热鸱张。同时，亦不宜早投补敛之剂，以免助邪资寇，延长病程，即使见有虚象，亦当分清主次，酌情兼顾。

## ◆【辨证论治】

| 证型\论治 | 初期 | 成痈期 | 溃脓期 | 恢复期 |
|---|---|---|---|---|
| 脉象 | 脉浮数而滑 | 脉滑数 | 脉滑数或数实 | 脉细或细数无力 |

# 第5章 辨脉诊治肺系疾病

| | | | | |
|---|---|---|---|---|
| 症状 | 发热微恶寒，咳嗽，咯黏液痰或黏液脓性痰，痰量由少渐多，胸痛，咳时尤甚，呼吸不利，口干鼻燥，舌苔薄黄或薄白。 | 身热转甚，时时振寒，继则壮热不寒，汗出烦躁，咳嗽气急，胸满作痛，转侧不利，咳吐浊痰，呈现黄绿色，自觉喉间有腥味，口干咽燥，舌苔黄腻。 | 突然咯吐大量血痰，或痰如米粥，腥臭异常，有时咯血，胸中烦满而痛，甚则气喘不能平卧，仍身热面赤，烦渴喜饮，舌红，苔黄腻。 | 身热渐退，咳嗽减轻，咯吐脓血渐少，臭味亦减，痰液转为清稀，或见胸胁隐痛，难以久卧，气短乏力，自汗，盗汗，低热，午后潮热，心烦，口干咽燥，面色不华，形瘦神疲，舌红或淡红，苔薄。 |
| 治法 | 清热散邪 | 清肺化瘀消痈 | 排脓解毒 | 益气养阴清肺 |
| 代表方剂 | 银翘散 | 千金苇茎汤合如金解毒散 | 加味桔梗汤 | 沙参清肺汤合竹叶石膏汤 |
| 方解 | 方中用金银花、连翘、芦根、竹叶辛凉宣泄、清热解毒；配荆芥、薄荷、淡豆豉助金银花、连翘以辛散表邪，透热外出；桔梗、甘草、牛蒡子轻宣肺气。 | 千金苇茎汤中，苇茎清解肺热，薏苡仁、冬瓜仁化浊祛痰，桃仁活血化瘀，全方共奏化痰泄热、通瘀散结消痈之功。如金解毒散中，黄芩、黄连、山栀子、黄柏降火解毒；甘草、桔梗解毒祛痰，宣肺散结以消痈。两方合用则具清热解毒，化浊祛痰，活血散瘀，解痰、瘀、热毒之壅滞，以散结消痈。 | 方中桔梗宣肺祛痰，排脓散结，为本方排脓之主药，用量宜大，薏苡仁、贝母、橘红化痰散结排脓，金银花、甘草清热解毒，葶苈子泻肺除壅，白及凉血止血。 | 方中黄芪、太子参、粳米、北沙参、麦冬等益气养阴，石膏清肺泄热，桔梗、薏苡仁、冬瓜仁、半夏等排脓祛痰消痈，白及、合欢皮止血去腐生肌。低热可酌加功劳叶、地骨皮、白薇以清虚热；脾虚食少便溏者，加白术、茯苓、山药补益脾气，培土生金。 |

## ◆【预防与调摄】

预防方面，平素体虚或原有其他慢性疾患者，肺卫不固，易感外邪，当注意寒温适度，起居有节，以防受邪致病；并禁烟酒及辛辣烧烤食物，以免燥热伤肺。一旦发病，则当及早治疗，力求在未成痈前得到消散，或减轻病情。

调摄方面，应注意休息，每天观察体温变化，观察痰与脓的色、质、量、味的改变。注意室温的调节，做好防寒保暖，以防复感。在溃脓期可根据肺部病位，予以体位引流，如见大量咯血，应警惕血块阻塞气道。饮食宜清淡，多吃具有润肺生津化痰作用的水果，如梨、枇杷、萝卜、荸荠等，饮食不宜过咸，忌肥甘厚味及辛辣刺激海腥发物，如大蒜、海椒、韭菜、海虾等，严禁烟酒。

# § 肺痨 §

肺痨是一种由于正气虚弱，感染痨虫，侵蚀肺脏所致的，以咳嗽、咯血、潮热、盗汗及身体逐渐消瘦等症为主要临床表现、具有传染性的慢性消耗性疾病。病位主要在肺，但可损及其他脏腑。病理特点主在阴虚，进而阴虚火旺，或气阴两虚，病久阴损及阳，可见阴阳两虚。其治疗原则为补虚培元和抗结核杀虫。补虚之大法以滋阴为主，气虚者伍以补气，若阴阳两虚者，则当滋阴补阳。补虚重点在肺，同时予以补脾和补肾，尤须重视补脾，因脾为肺之母，补脾可畅气血生化之源而养肺金。但应注意补脾不宜壅滞，不宜辛燥，以免阻塞气机，伤阴动血。一般以甘淡补脾法为宜。本病虽以虚为主，但往往可见虚中夹实，如阴虚常夹痰热、肺脾气虚常夹痰浊，咯血者常夹血瘀。故在补虚的同时，要结合应用清化痰热，或清化痰浊，及化瘀止血等法。阴虚火旺者宜清火，因其为虚火，故用药当以甘寒养阴为主，酌配苦寒降火之品，谨防苦寒太过，注意中病即止，以免伤脾败胃。抗结核杀虫，是肺痨病的重要治法，在辨证论治的基础上应十分重视配合西药抗结核杀菌药物的使用。根据临床验证和药理实验研究，很多中药也有不同程度的抗结核杀虫作用，如白及、百部、黄连、黄芩、大蒜、冬虫夏草、功劳叶、萆草等，均可在辨证的基础上结合辨病，适当选用。

# 第5章 辨脉诊治肺系疾病

◆【辨证论治】

| 论治\证型 | 肺阴亏虚 | 阴虚火旺 | 气阴耗伤 | 阴阳两虚 |
|---|---|---|---|---|
| 脉象 | 脉细或细数 | 脉细数 | 脉细弱而数 | 脉微细而数，或虚大无力 |
| 症状 | 干咳，咳声短促，或咯少量黏痰，或痰中带血丝或血点，血色鲜红，胸部隐隐闷痛，午后手足心热，皮肤干灼，口干咽燥，或有轻微盗汗，舌边尖红苔薄。 | 呛咳气急，痰少质黏，或吐稠黄痰，量多，时时咯血，血色鲜红，午后潮热，骨蒸，五心烦热，颧红，盗汗量多，口渴，心烦，失眠，性情急躁易怒，或胸胁掣痛，男子可见遗精，女子月经不调，形体日渐消瘦，舌红而干，苔薄黄。 | 咳嗽无力，气短声低，咯痰清稀色白，偶或痰中夹血，或咯血，血色淡红，午后潮热，伴有畏风，怕冷，自汗与盗汗并见，面色㿠白，颧红，纳少神疲，便溏，舌质嫩红，或舌淡有齿印，苔薄。 | 咳逆喘息少气，咯痰色白，或夹血丝，血色暗淡，潮热，自汗，盗汗，声嘶或失音，面浮肢肿，心慌，唇紫，肢冷，形寒，或见五更泄泻，口舌生糜，大肉尽脱，男子滑精、阳痿，女子经少、经闭，舌质淡或光嫩少津。 |
| 治法 | 滋阴润肺，杀虫止咳 | 滋阴降火 | 益气养阴 | 滋阴补阳 |
| 代表方剂 | 月华丸 | 百合固金汤 | 保真汤 | 补天大造丸 |
| 方解 | 本方是治肺痨的基本方，具有补虚抗结核、滋阴镇咳、化痰止血之功。方中北沙参、麦冬、天冬、生地黄、熟地黄滋阴润肺；百部、獭肝、贝母润肺止嗽，兼能杀虫；桑叶、白菊花清肺止咳；阿胶、三七止血和营；茯苓、山药健脾补气，以资生化之源。 | 方中用百合、麦冬、玄参、生地黄、熟地黄滋阴润肺生津，当归、芍药柔润养血，桔梗、贝母、甘草清热止咳。骨蒸劳热日久不退，可合用清骨散或秦艽鳖甲散。 | 方中党参、黄芪、白术、茯苓、甘草补肺益脾，培土生金；天冬、麦冬、生地黄、熟地黄、当归、白芍以育阴养营，填补精血；地骨皮、黄柏、知母、柴胡、莲心以滋阴清热；厚朴、陈皮理气运脾。咳嗽痰稀，酌加紫菀、款冬花、紫苏子温润止嗽。 | 全方肺脾肾兼顾，阴阳双补。方中党参、黄芪、白术、山药、茯苓以补肺脾之气；白芍、地黄、当归、枸杞子、龟板培补阴精以滋养阴血；鹿角胶、紫河车助真阳而填精髓；酸枣仁、远志敛阴止汗，宁心止悸。 |

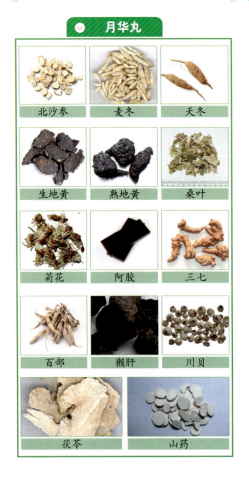

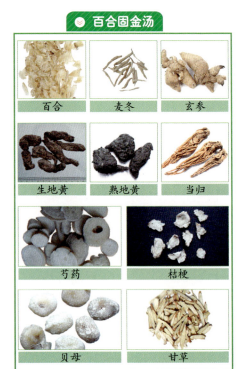

## ◆【预防与调摄】

肺痨是一种传染性疾病，历代医家一贯强调对本病应防重于治，如元代上清紫庭追痨仙方主张病者死后火化，防其传染旁人。故肺痨患者应隔离治疗或少到公共场所去，其衣被等应煮沸消毒后清洗，痰液等排泄物应消毒处理。探视患者应戴口罩，气虚、饥饿、劳倦等身体状况欠佳时忌探视患者或吊丧，必要时身佩安息香，或用雄黄擦鼻。青少年的有效预防方法是进行灭活卡介苗预防接种。平素保养元气，爱惜精血，注意营养，加强体育锻炼，可以提高抗御痨虫侵袭的能力。

既病之后，不但要耐心治疗，更应重视摄身，戒酒色，节起居，禁恼怒，息妄想，慎寒温，适当进行体育锻炼。加强食养，可吃甲鱼、老鸭、牛羊乳、蜂蜜，或常食猪、羊肺以脏补脏，以及常食白木耳、百合、山药、梨、藕、枇杷之类，以补肺润肺生津。忌食辛辣刺激动火燥液之物，如辣椒、葱、姜等。

# 第6章
## 辨脉诊治心脑病证

# § 心悸 §

心悸是指患者自觉心中悸动,心跳快而强,心前区出现不适。心悸发病过程中,多伴有失眠、健忘、眩晕、耳鸣等症。为什么会发生心悸呢?研究发现,它与多种病证有关,最常见的就是心血管疾病,心肌炎、心包炎、心律失常及高血压等都能引起心悸。贫血、低血糖、高热、甲状腺功能亢进、肺部炎症、肠梗阻等疾病,也能引起心悸;一些神经系统出现问题的人,如患有神经衰弱症、自主神经功能紊乱等,也会出现心悸的症状;另外,服食氨茶碱、阿托品等药物后,往往会出现心悸。

心悸属中医"惊悸"和"怔忡"的范畴。中医认为心悸之证虚为本,实为标,人患此病多与体质虚弱、情志所伤、劳倦、汗出受邪等有关。

## ◆【治疗原则】

心悸虚证由脏腑气血阴阳亏虚、心神失养所致者,治当补益气血,调理阴阳,以求气血调畅,阴平阳秘,并配合应用养心安神之品,促进脏腑功能的恢复。心悸实证常由痰饮、瘀血等所致,治当化痰、涤饮、活血化瘀,并配合应用重镇安神之品,以求邪祛正安,心神得宁。临床上心悸表现为虚实夹杂时,当根据虚实之多少,攻补兼施,或以攻邪为主,或以扶正为主。

## ◆【辨证论治】

| 论治\证型 | 心虚胆怯 | 心脾两虚 | 阴虚火旺 | 心阳不振 |
|---|---|---|---|---|
| 脉象 | 脉细略数或细弦 | 脉细弱 | 脉细数 | 脉虚弱,或沉细无力 |
| 症状 | 心悸不宁,善惊易恐,坐卧不安,少寐多梦而易惊醒,食少纳呆,恶闻声响,苔薄白。 | 心悸气短,头晕目眩,少寐多梦,健忘,面色无华,神疲乏力,纳呆食少,腹胀便溏,舌淡红。 | 心悸易惊,心烦失眠,五心烦热,口干,盗汗,思虑劳心则症状加重,伴有耳鸣、腰酸、头晕目眩,舌红少津,苔薄黄或少苔。 | 心悸不安,胸闷气短,动则尤甚,面色苍白,形寒肢冷,舌淡苔白。 |

# 第6章 辨脉诊治心脑病证

| | | | | |
|---|---|---|---|---|
| 治法 | 镇惊定志，养心安神 | 补血养心，益气安神 | 滋阴清火，养心安神 | 温补心阳，安神定悸 |
| 代表方剂 | 安神定志丸 | 归脾汤 | 黄连阿胶汤 | 桂枝甘草龙骨牡蛎汤 |
| 方解 | 方中龙齿、朱砂镇惊宁神，茯苓、茯神、石菖蒲、远志安神定志，人参益气养心。 | 方中当归、龙眼肉补养心血，黄芪、人参、白术、炙甘草益气以生血，茯苓、远志、酸枣仁宁心安神，木香行气，补而不滞。<br>若心悸气短，神疲乏力，心烦失眠，五心烦热，自汗盗汗，胸闷，面色无华，舌淡红少津，苔少或无，脉细数，为气阴两虚，治以益气养阴，养心安神，用炙甘草汤加减。本方益气滋阴，补血复脉。方中炙甘草、人参、大枣益气以补心脾；干地黄、麦冬、阿胶、麻子仁甘润滋阴，养心补血，润肺生津；生姜、桂枝通阳复脉。气虚甚者加黄芪、党参。 | 方中黄连、黄芩清心火，阿胶、芍药滋阴养血，鸡子黄滋阴清热两相兼顾。酌加酸枣仁、珍珠母、生牡蛎以加强安神定悸之功。<br>肾阴亏虚、虚火妄动、遗精腰酸者，加龟板、熟地黄、知母、黄柏，或加服知柏地黄丸，滋补肾阴，清泻虚火。阴虚而火热不明显者，可改用天王补心丹滋阴养血，养心安神。心阴亏虚、心火偏旺者，可改服朱砂安神丸养阴清热，镇心安神。 | 方中桂枝、炙甘草温补心阳，生龙齿、生牡蛎安神定悸。大汗出者，重用人参、黄芪，加煅龙骨、煅牡蛎、山茱萸，或用独参汤煎服；心阳不足，寒象突出者，加黄芪、人参、附子益气温阳；夹有瘀血者，加丹参、赤芍、桃仁、红花以活血化瘀。 |

| 论治\证型 | 水饮凌心 | 心血瘀阻 | 痰火扰心 |
|---|---|---|---|
| 脉象 | 脉滑或沉细而滑 | 脉涩或结或代 | 脉弦滑 |
| 症状 | 心悸，胸闷痞满，渴不欲饮，下肢浮肿，形寒肢冷，伴有眩晕，恶心呕吐，流涎，小便短少。 | 心悸，胸闷不适，心痛时作，痛如针刺，唇甲青紫，舌质紫暗或有瘀点。 | 心悸时发时止，受惊易作，胸闷烦躁，失眠多梦，口干苦，大便秘结，小便短赤，舌红苔黄腻。 |
| 治法 | 振奋心阳，化气利水 | 活血化瘀，理气通络 | 清热化痰，宁心安神 |

| 代表方剂 | 苓桂术甘汤 | 桃仁红花煎 | 黄连温胆汤 |
|---|---|---|---|
| 方解 | 方中茯苓淡渗利水，桂枝、炙甘草通阳化气，白术健脾祛湿。兼见恶心呕吐，加半夏、陈皮、生姜皮和胃降逆止呕；尿少肢肿，加泽泻、猪苓、防己、大腹皮、车前子利水渗湿；兼见水湿上凌于肺，肺失宣降，出现咳喘，加杏仁、桔梗以开宣肺气，葶苈子、五加皮、防己以泻肺利水；兼见瘀血者，加当归、川芎、丹参活血化瘀。<br><br>若肾阳虚衰，不能制水，水气凌心，症见心悸、咳喘、不能平卧、浮肿、小便不利可用真武汤，温阳化气利水。方中附子温肾暖脾，茯苓健脾渗湿，白术健脾燥湿，白芍利小便、通血脉，生姜温胃散寒。 | 方中桃仁、红花、丹参、赤芍、川芎活血化瘀，延胡索、香附、青皮理气通脉止痛，生地黄、当归养血和血。胸部窒闷不适，去生地黄之滋腻，加沉香、檀香、降香利气宽胸；胸痛甚，酌加乳香、没药、五灵脂、蒲黄、三七粉以活血化瘀、通络定痛；兼气虚者，去理气之青皮，加黄芪、党参、黄精补中益气；兼血虚者，加何首乌、枸杞子、熟地黄滋养阴血；兼阴虚者，加麦冬、玉竹、女贞子滋阴；兼阳虚者，加附子、肉桂、淫羊藿温补阳气；兼挟痰浊，而见胸满闷痛，苔浊腻者，加瓜蒌、薤白、半夏理气宽胸化痰。<br><br>心悸由瘀血所致，也可选用丹参饮或血府逐瘀汤。 | 方中黄连苦寒泻火，清心除烦，温胆汤清热化痰。全方使痰热去，心神安。酌加山栀子、黄芩、全瓜蒌，以加强清火化痰之功；酌加生龙骨、生牡蛎、珍珠母、石决明镇心安神。若大便秘结者，加生大黄泄热通腑；火热伤阴者，加沙参、麦冬、玉竹、天冬、生地黄滋阴养液。 |

## ◆【预防与调摄】

情志调畅，饮食有节，避免外感六淫邪气，增强体质是预防本病的关键。心悸患者应保持精神乐观，情绪稳定，坚持治疗，坚定信心，避免惊恐刺激及忧思恼怒等。生活作息要有规律，饮食有节，宜进食营养丰富而易消化吸收的食物，宜低脂、低盐饮食，忌烟酒、浓茶。轻症可从事适当体力活动，以不觉劳累、不加重症状为度，避免剧烈活动。重症心悸应卧床休息，还应及早发现变证先兆症状，做好急救准备。

## 第6章　辨脉诊治心脑病证

# § 眩晕 §

眩晕是一种临床自觉症状。眩，指眼前发黑，视物不清；晕，指视物旋转不定，民间又常将眩晕称为"头晕"。眩晕轻者闭目休息一会儿即止，重者如坐舟车，旋转难停，不能站立，伴恶心、呕吐、大汗等症状。

西医认为，眩晕的病因：一是由内耳迷路炎、前庭神经炎引起，称耳源性眩晕或梅尼埃综合征；二是由高血压、脑动脉硬化，使椎—基底动脉供血不足引起的。

历代中医家对眩晕的论述中，侧重于某一方面的解释。《素问》曰"诸风掉眩，皆属于肝"。《灵枢》曰"髓海不足，眩冒"。《河间六书》曰"风火相搏则为之旋转"。朱丹溪曰"无痰不作眩"。《景岳全书》曰"眩晕一症，虚者居其八九"。

现代中医认为，眩晕症虚实夹杂。虚指肝肾阴虚，血气不足，实指风、火、痰、瘀。眩晕可分为四个最基本证型：外感风寒型、肝阳上亢型、痰浊中阻型、血瘀脑络型。临床应根据病因，辨证施治。

◆【治疗原则】

眩晕的治疗原则主要是补虚泻实，调整阴阳。虚证以肾精亏虚、气血衰少居多，精虚者填精生髓，滋补肝肾；气血虚者宜益气养血，调补脾肾。实证则以潜阳、泻火、化痰、逐瘀为主要治法。

◆【辨证论治】

| 证型<br>论治 | 肝阳上亢 | 肝火上炎 | 痰浊上蒙 |
|---|---|---|---|
| 脉象 | 脉弦 | 脉弦数 | 脉弦滑 |
| 症状 | 眩晕耳鸣，头痛且胀，遇劳恼怒加重，肢麻震颤，失眠多梦，急躁易怒，舌红苔黄。 | 晕且痛，其势较剧，目赤口苦，胸胁胀痛，烦躁易怒，寐少多梦，小便黄，大便干结，舌红苔黄。 | 眩晕，头重如蒙，视物旋转，胸闷作恶，呕吐痰涎，食少多寐，苔白腻。 |
| 治法 | 平肝潜阳，滋养肝肾 | 清肝泻火，清利湿热 | 燥湿祛痰、健脾和胃 |

| 代表方剂 | 天麻钩藤饮 | 龙胆泻肝汤 | 半夏白术天麻汤 |
|---|---|---|---|
| 方解 | 方中天麻、钩藤、石决明平肝息风，黄芩、山栀子清肝泻火，益母草活血利水，牛膝引血下行，配合杜仲、桑寄生补益肝肾，茯神、夜交藤养血安神定志。全方共奏平肝潜阳、滋补肝肾之功。若见阴虚较盛，舌红少苔，脉弦细数较为明显者，酌加生地黄、麦冬、玄参、何首乌、生白芍等滋补肝肾之阴；若肝阳化火，肝火亢盛，表现为眩晕、头痛较甚，耳鸣、耳聋暴作，目赤，口苦，舌红苔黄燥，脉弦数，酌加龙胆草、牡丹皮、菊花、夏枯草清肝泻火；便秘者酌加大黄、芒硝或当归龙荟丸以通腑泄热；眩晕剧烈，呕恶，手足麻木或肌肉𥆧动者，有肝阳化风之势，对于中老年人，尤其要注意是否有引发中风病的可能，应及时发现、及时治疗，酌加珍珠母、生龙骨、生牡蛎等镇肝息风之药，必要时可加羚羊角以增强清热息风之力。 | 方用龙胆草、山栀子、黄芩清肝泻火，柴胡、甘草疏肝清热调中，木通、泽泻、车前子清利湿热，生地黄、当归滋阴养血。全方清肝泻火利湿，清中有养，泻中有补。肝火扰动心神，失眠、烦躁者，酌加磁石、龙齿、珍珠母、琥珀，清肝热且安神；肝火化风，肝风内动，肢体麻木、颤震，欲发中风病者，酌加全蝎、蜈蚣、地龙、僵蚕，平肝息风，清热止痉。 | 方中二陈汤理气调中，燥湿祛痰；配白术补脾除湿，天麻养肝息风；甘草、生姜、大枣健脾和胃，调和诸药。头晕头胀，多寐，苔腻者，酌加藿香、佩兰、石菖蒲醒脾化湿开窍；呕吐频繁，加代赭石、竹茹和胃降逆止呕；脘闷，纳呆，腹胀者，加厚朴、白豆蔻、砂仁等理气化湿健脾；耳鸣、重听者，加葱白、郁金、石菖蒲通阳开窍。<br><br>痰浊郁而化热，痰火上犯清窍，表现为眩晕，头目胀痛，心烦口苦，口渴不欲饮，苔黄腻，脉弦滑，用黄连温胆汤清痰化热。若素体阳虚，痰从寒化，痰饮内停，上犯清窍者，用苓桂术甘汤合泽泻汤温化痰饮。 |

| 证型论治 | 瘀血阻窍 | 气血亏虚 | 肝肾阴虚 |
|---|---|---|---|
| 脉象 | 脉弦涩或细涩 | 脉细弱 | 脉弦细 |
| 症状 | 眩晕头痛，兼见健忘、失眠、心悸，精神不振，耳鸣耳聋，面唇紫暗，舌瘀点或瘀斑。 | 头晕目眩，动则加剧，遇劳则发，面色㿠白，爪甲不荣，神疲乏力，心悸，少寐，纳差，便溏，舌淡苔薄白。 | 眩晕久发不已，视力减退，两目干涩，少寐，健忘，心烦，口干，耳鸣，神疲乏力，腰膝酸软，遗精，舌红苔薄。 |

# 第6章 辨脉诊治心脑病证

| 治法 | 活血化瘀，通窍活络 | 补养气血，健运脾胃 | 滋养肝肾，养阴填精 |
|---|---|---|---|
| 代表方剂 | 通窍活血汤 | 归脾汤 | 左归丸 |
| 方解 | 赤芍、川芎、桃仁、红花活血化瘀通络；麝香芳香走窜，开窍散结止痛；老葱散结通阳，二者共奏开窍通阳之功；黄酒辛窜，以助血行；大枣甘温益气，缓和药性，配合活血化瘀、通阳散结开窍之品，以防耗伤气血。全方共奏活血化瘀、通窍活络之功。神疲乏力、少气自汗等气虚证者，重用黄芪，以补气固表，益气行血；兼有畏寒肢冷，感寒加重者，加附子、桂枝温经活血；若因天气变化症状加重，或当风而发，可重用川芎，酌加防风、白芷、荆芥穗、天麻等理气祛风之品。 | 方中黄芪、人参、白术、当归健脾益气生血；龙眼肉、茯神、远志、酸枣仁养心安神；木香理气醒脾，使其补而不滞；甘草调和诸药。全方有补养气血、健运脾胃、养心安神之功效。若气虚卫阳不固，自汗时出，易于感冒，重用黄芪，酌加防风、浮小麦益气固表敛汗；脾虚湿盛，泄泻或便溏者，加薏苡仁、泽泻、炒白扁豆、当归炒用健脾利水；气损及阳，兼见畏寒肢冷，腹中冷痛等阳虚症状，加桂枝、干姜温中散寒；血虚较甚，面色㿠白无华，加熟地黄、阿胶、紫河车粉（冲服）养血补血，并重用参芪以补气生血。<br><br>若中气不足，清阳不升，症见时时眩晕，气短乏力，纳差神疲，便溏下坠，脉象无力者，用补中益气汤补中益气，升清降浊。 | 方中熟地黄、山茱萸、山药滋阴补肾；枸杞子、菟丝子补肾益肝；鹿角霜助肾气，三者生精补髓；牛膝强肾益精，引药入肾；龟板胶滋阴降火，补肾壮骨。全方共奏滋补肝肾、养阴填精之功效。若阴虚生内热，症见咽干口燥，五心烦热，潮热盗汗，舌红，脉弦细数者，可加灵鳖甲、知母、青蒿等滋阴清热之品；心肾不交，失眠、多梦、健忘者，加阿胶、鸡子黄、酸枣仁、柏子仁等交通心肾、养心安神之品；若水不涵木，肝阳上亢者，可加清肝、平肝、镇肝之品，如龙胆草、柴胡、天麻等。 |

## ◆【预防与调摄】

保持心情开朗愉悦，饮食有节，注意养生保护阴精，有助于预防本病。

患者的病室应保持安静、舒适，避免噪声，光线柔和。保证充足的睡眠，注意劳逸结合。保持心情愉快，增强战胜疾病的信心。饮食以清淡易消化为宜，多吃蔬菜、水果，忌烟酒、油腻、辛辣之品，少食海腥发物，虚证眩晕者可配合食疗，加强营养。眩晕发作时应卧床休息，闭目养神，少做或不做旋转、弯腰等动作，以免诱发或加重病情。重症患者要密切注意血压、呼吸、神志、脉搏等情况，以便及时处理。

# 胸痹心痛

胸痹心痛是由于正气亏虚，饮食、情志、寒邪等所引起的以痰浊、瘀血、气滞、寒凝痹阻心脉，以膻中或左胸部发作性憋闷、疼痛为主要临床表现的一种病证。轻者偶发短暂轻微的胸部沉闷或隐痛，或为发作性膻中或左胸含糊不清的不适感；重者疼痛剧烈，或呈压榨样绞痛，常伴有心悸，气短，呼吸不畅，甚至喘促，惊恐不安，面色苍白，冷汗自出等。多由劳累、饱餐、寒冷及情绪激动而诱发，亦可无明显诱因或安静时发病。胸痹心痛病位在心，与肝、脾、肾关系密切，病机表现为本虚（气虚、阳虚多见）标实（血瘀、痰浊多见），心脉痹阻是病机关键。其急性发作期以标实表现为主，或寒凝心脉，治以祛寒活血，宣阳通痹，用当归四逆汤加味；或气滞心胸，治以疏调气机，和血舒脉，用柴胡疏肝散加减；或痰浊闭阻，治以通阳泄浊，豁痰开窍，用瓜蒌薤白半夏汤加味；或瘀血痹阻，治以活血化瘀，通脉止痛，用血府逐瘀汤加减。缓解期多表现为本虚，或心气不足，治以补养心气，鼓动心脉，用保元汤加减；或心阴亏损，治以滋阴清热，养心安神，用天王补心丹加减；或心阳不振，治以补益阳气，温振心阳，用参附汤合桂枝甘草汤加减。但胸痹心痛多表现为虚实夹杂，寒凝、气滞、痰浊、瘀血等可相互兼杂或互相转化，心之气、血、阴、阳的亏虚也可相互兼见，并可合并他脏亏虚之证，病程长，病情较重；又可变生瘀血闭阻心脉、水饮凌心射肺、阳虚欲脱等危重证候。因此，临床治疗本病必须严密观察病情，灵活掌握，辨证论治，不可执一方一法而通治本病。

### ◆【治疗原则】

针对本病本虚标实，虚实夹杂，发作期以标实为主，缓解期以本虚为主的病机特点，其治疗应补其不足，泻其有余。本虚宜补，权衡心之气血阴阳之不足，有无兼见肝、脾、肾脏之亏虚，调阴阳补气血，调整脏腑之偏衰，尤应重视补心气、温心阳；标实当泻，针对气滞、血瘀、寒凝、痰浊而理气、活血、温通、化痰，尤重活血通络、理气化痰。补虚与祛邪的目的都在于使心脉气血流通，通则不痛，故活血通络法在不同的证型中可视病情，随证配合。由于本病多为虚实夹杂，故要做到补虚勿忘泻实，泻实勿忘补虚，权衡标本虚实之多少，确定补泻法度之适宜。同时，在胸痹心痛的治疗中，尤其在治疗真心痛时，在发病的前三四

# 第6章 辨脉诊治心脑病证

天内，警惕并预防脱证的发生，对减少死亡率，提高治愈率尤为重要。必须辨清证候之顺逆，一旦发现脱证之先兆，如疼痛剧烈，持续不解，四肢厥冷，自汗淋漓，神萎或烦躁，气短喘促，脉或促或迟，或结或代，或脉微欲绝等必须尽早使用益气固脱之品，并中西医结合救治。

◆ 【辨证论治】

| 论治\证型 | 寒凝心脉 | 气滞心胸 | 痰浊闭阻 | 瘀血痹阻 |
|---|---|---|---|---|
| 脉象 | 脉沉紧或促 | 脉细弦 | 脉滑 | 脉涩或结、代、促 |
| 症状 | 猝然心痛如绞，或心痛彻背，背痛彻心，或感寒痛甚，心悸气短，形寒肢冷，冷汗自出，苔薄白多因气候骤冷或感寒而发病或加重。 | 心胸满闷不适，隐痛阵发，痛无定处，时欲太息，遇情志不遂时容易诱发或加重，或兼有脘腹胀闷，得嗳气或矢气则舒，苔薄或薄腻。 | 胸闷重而心痛轻，形体肥胖，痰多气短，遇阴雨天而易发作或加重，伴有倦怠乏力，纳呆便溏，口黏，恶心，咯吐痰涎，苔白腻或白滑。 | 心胸疼痛剧烈，如刺如绞，痛有定处，甚则心痛彻背，背痛彻心，或痛引肩背，伴有胸闷，日久不愈，可因暴怒而加重，舌暗红或紫暗，有瘀斑，舌下瘀筋，苔薄。 |
| 治法 | 温经散寒，活血通痹 | 疏调气机，和血舒脉 | 通阳泄浊，豁痰开结 | 活血化瘀，通脉止痛 |
| 代表方剂 | 当归四逆汤 | 柴胡疏肝散 | 瓜蒌薤白半夏汤加味 | 血府逐瘀汤 |
| 方解 | 方以桂枝、细辛温散寒邪，通阳止痛；当归、芍药养血活血；芍药、甘草缓急止痛；通草通利血脉；大枣健脾益气。全方共呈温经 | 本方由四逆散（枳实改枳壳）加香附、川芎、陈皮组成，四逆散能疏肝理气，其中柴胡与枳壳相配可升降气机，白芍与甘草同用可缓急舒脉止痛，加香 | 方以瓜蒌、薤白化痰通阳，行气止痛，半夏理气化痰。酌加枳实、陈皮行气滞，破痰结，加石菖蒲化浊开窍，加桂枝温阳化气通脉，加干姜、细辛温 | 由桃红四物汤合四逆散加牛膝、桔梗组成。以桃仁、红花、川芎、赤芍、牛膝活血祛瘀而通血脉，柴胡、桔梗、枳壳、甘草调气疏肝，当归、生地黄补血调肝，活血而不耗血，理气而不伤阴。寒（外感寒邪或阳虚生内寒）则收引、气滞血瘀、气虚血行滞涩都可引起血瘀，故本型在 |

| 方解 | 散寒，活血通痹之效。可加瓜蒌、薤白，通阳开痹。疼痛较著者，可加延胡索、郁金活血理气定痛。 | 附、陈皮以增强理气解郁之功，香附又为气中血药，川芎为血中气药，故可活血且能调畅气机。全方共奏疏调气机、和血舒脉之功效。 | 阳化饮，散寒止痛。全方加味后共奏通阳化饮、泄浊化痰、散结止痛之功效。 | 临床最常见，并在以血瘀为主症的同时出现相应的兼症。兼寒者，可加细辛、桂枝等温通散寒之品；兼气滞者，可加沉香、檀香辛香理气止痛之品；兼气虚者，加黄芪、党参、白术等补中益气之品。若瘀血痹阻重症，表现胸痛剧烈，可加乳香、没药、郁金、延胡索、降香、丹参以加强活血理气止痛的作用。 |

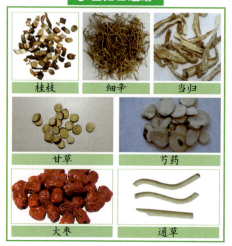

当归四逆汤：桂枝、细辛、当归、甘草、芍药、大枣、通草

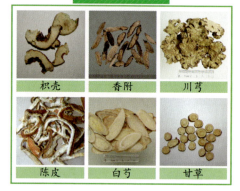

柴胡疏肝散：枳壳、香附、川芎、陈皮、白芍、甘草

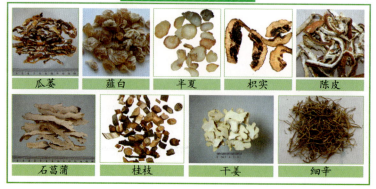

瓜蒌薤白半夏汤加味：瓜蒌、薤白、半夏、枳实、陈皮、石菖蒲、桂枝、干姜、细辛

# 第6章 辨脉诊治心脑病证

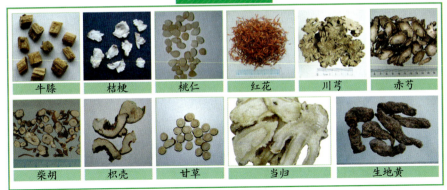

血府逐瘀汤：牛膝、桔梗、桃仁、红花、川芎、赤芍、柴胡、枳壳、甘草、当归、生地黄

| 论治\证型 | 心气不足 | 心阴亏损 | 心阳不振 |
|---|---|---|---|
| 脉象 | 脉细缓或结代 | 脉细数或结代 | 脉沉细迟 |
| 症状 | 心胸阵阵隐痛，胸闷气短，动则益甚，心中动悸，倦怠乏力，神疲懒言，面色㿠白，或易出汗，舌淡红，舌体胖且边有齿痕，苔薄白。 | 心胸疼痛时作，或灼痛，或隐痛，心悸怔忡，五心烦热，口燥咽干，潮热盗汗，舌红少泽，苔薄或剥。 | 胸闷或心痛较著，气短，心悸怔忡，自汗，动则更甚，神倦怯寒，面色㿠白，四肢欠温或肿胀，舌质淡胖，苔白腻。 |
| 治法 | 补养心气，鼓动心脉 | 滋阴清热，养心安神 | 补益阳气，温振心阳 |
| 代表方剂 | 保元汤 | 天王补心丹 | 参附汤合桂枝甘草汤 |
| 方解 | 方以人参、黄芪大补元气，扶助心气；甘草炙用，甘温益气，通经利脉，行血气；肉桂辛热补阳，温通血脉；或以桂枝易肉桂，有通阳、行瘀之功；生姜温中。可加丹参或当归，补血养血。 | 本方以生地黄、玄参、天冬、麦冬、丹参、当归滋阴养血而泻虚火，人参、茯苓、柏子仁、酸枣仁、五味子、远志补心气、养心神，朱砂重镇安神，桔梗载药上行，直达病所，为引。 | 方中人参、附子大补元气，温补真阳；桂枝、甘草温阳化气，振奋心阳，两方共奏补益阳气、温振心阳之功。阳虚寒凝心脉，心痛较剧者，可酌加鹿角片、川椒、吴茱萸、高良姜、细辛、川乌、赤石脂。阳虚寒凝而兼气滞血瘀者，可选用薤白、沉香、降香、檀香、焦延胡索、乳香、没药等偏于温性的理气活血药物。 |

# § 不寐 §

失眠为各种原因引起入睡困难、睡眠深度不足或频度过短（浅睡性失眠）、早醒及睡眠时间不足或质量差等。临床以不易入睡、睡后易醒、醒后不能再寐、时寐时醒，或彻夜不寐为其证候特点，并常伴有日间精神不振、反应迟钝、体倦乏力甚则心烦懊恼，严重影响身心健康及工作、学习和生活。

历代医家认为失眠的病因病机以七情内伤为主要病因，其涉及的脏腑不外心、脾、肝、胆、肾，其病机总属营卫失和，阴阳失调为病之本，或阴虚不能纳阳，或阳盛不得入阴。正如《灵枢·大惑论》所云："卫气不得入于阴，常留于阳。留于阳则阳气满，阳气满则阳跷盛；不得入于阴则阴气虚，故目不瞑矣。"《灵枢·邪客》篇指出："今厥气客于五藏六府，则卫气独行于外，行于阳，不得入于阴。行于阳则阳气盛，阳气盛则阳跷陷，不得入于阴，阴虚，故不瞑。"可见，阴阳失和是失眠的关键所在。

## ◆【治疗原则】

在补虚泻实，调整脏腑气血阴阳的基础上辅以安神定志是本病的基本治疗方法。实证宜泻其有余，如疏肝解郁，降火涤痰，消导和中。虚证宜补其不足，如益气养血，健脾、补肝、益肾。实证日久，气血耗伤，亦可转为虚证，虚实夹杂者，治宜攻补兼施。安神定志法的使用要结合临床，分别选用养血安神、镇惊安神、清心安神等具体治法，并注意配合精神治疗，以消除紧张焦虑，保持精神舒畅。

## ◆【辨证论治】

| 证型<br>论治 | 肝郁化火 | 痰热内扰 | 瘀血阻络 | 心脾两虚 |
|---|---|---|---|---|
| 脉象 | 脉弦而数 | 脉滑数 | 脉来不畅 | 脉细无力 |
| 症状 | 急躁易怒，不寐多梦，甚至彻夜不眠，伴有头晕头胀，目赤耳鸣，口干而苦，便秘溲赤，舌红苔黄 | 不寐，胸闷心烦，泛恶嗳气，伴有头重目眩，口苦，舌红苔黄腻。 | 入睡困难，易于惊醒，噩梦频作，或彻夜不寐，久治不愈，伴有烦躁不安，面部黧黑，肌肤甲错，舌紫暗。 | 多梦易醒，心悸健忘，神疲食少，头晕目眩，伴有四肢倦怠，面色少华，舌淡苔薄。 |

## 第6章 辨脉诊治心脑病证

| | | | | |
|---|---|---|---|---|
| 治法 | 清肝泻火，镇心安神 | 清化痰热，和中安神 | 活血化瘀 | 补益心脾，养心安神 |
| 代表方剂 | 龙胆泻肝汤 | 黄连温胆汤 | 血府逐瘀汤 | 归脾汤 |
| 方解 | 方用龙胆草、黄芩、山栀子清肝泻火，木通、车前子利小便而清热，柴胡疏肝解郁，当归、生地黄养血滋阴柔肝，甘草和中。<br><br>酌加朱砂、生龙骨、生牡蛎镇心安神。胸闷胁胀、善太息者，加香附、郁金以疏肝解郁。 | 方中半夏、陈皮、竹茹化痰降逆，茯苓健脾化痰，枳实理气和胃降逆，黄连清心泻火。<br><br>若心悸动甚、惊惕不安，加珍珠母、朱砂以镇惊安神定志；实热顽痰内扰，经久不寐，或彻夜不寐，大便秘结者，可用礞石滚痰丸降火泄热、逐痰安神。 | 方中当归、川芎、赤芍、桃仁、红花活血祛瘀；牛膝破瘀血，导胸中瘀血下行；柴胡疏肝解郁，外达清阳，桔梗、枳壳开胸行气，气行则血行；生地黄凉血清热，配当归以养血润燥，使瘀祛而不伤阴血，甘草调和诸药。本方既能疏肝理气，又能活血化瘀，重在调整气血平衡，可使阴阳平通而治失眠，符合《内经》"疏其血气，令其条达，而致和平"之意，王清任称"夜不能睡，用安神养血药治之不效者，此方若神"。 | 方用人参、白术、黄芪、甘草益气健脾；当归补血；远志、酸枣仁、茯神、龙眼肉补心益脾，安神定志；木香行气健脾，使全方补而不滞。共奏补益心脾、养血安神之功效。<br><br>若心血不足，酌加熟地黄、芍药、阿胶以养心血；失眠较重，酌加五味子、柏子仁有助于养心宁神，或酌加夜交藤、合欢皮、龙骨、牡蛎以镇静安神；若脘闷、纳呆、苔腻，加半夏、陈皮、茯苓、厚朴以健脾理气化痰。 |

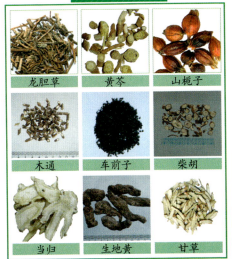

龙胆泻肝汤

龙胆草　黄芩　山栀子
木通　车前子　柴胡
当归　生地黄　甘草

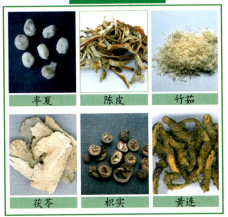

黄连温胆汤

半夏　陈皮　竹茹
茯苓　枳实　黄连

| 论治\证型 | 阴虚火旺 | 心胆气虚 | 胃气失和 |
|---|---|---|---|
| 脉象 | 脉细而数 | 脉弦细 | 脉滑 |
| 症状 | 心烦不寐，心悸不安，腰酸足软，伴头晕耳鸣、健忘、遗精，口干津少，五心烦热，舌红少苔。 | 心烦不寐，多梦易醒，胆怯心悸，触事易惊，伴有气短自汗，倦怠乏力，舌淡。 | 不寐，脘腹胀满，胸闷嗳气，嗳腐吞酸，或见恶心呕吐，大便不爽，舌苔腻。 |
| 治法 | 滋阴降火，清心安神 | 益气镇惊，安神定志 | 和胃化滞，宁心安神 |
| 代表方剂 | 六味地黄丸合黄连阿胶汤 | 酸枣仁汤 | 保和丸 |
| 方解 | 六味地黄丸滋补肾阴，黄连、黄芩直折心火，芍药、阿胶、鸡子黄滋养阴血。两方共奏滋阴降火之效。若心烦心悸，梦遗失精，可加肉桂引火归原，与黄连共用即为交泰丸以交通心肾，则心神可安。 | 方中重用酸枣仁为君，以其甘酸质润，入心、肝之经，养血补肝、宁心安神。茯苓宁心安神；知母苦寒质润，滋阴润燥，清热除烦，共为臣药，与君药相伍，以助安神除烦之功。佐以川芎之辛散，调肝血而疏肝气，与大量之酸枣仁相伍，辛散与酸收并用，补血与行血结合，具有养血调肝之妙。甘草和中缓急，调和诸药为使。 | 方中山楂善消肉食油腻之积；神曲消食健脾，能化酒食陈腐之积，莱菔子消食下气，可消麦面痰气之积；半夏、陈皮行气化滞，和胃止呕；茯苓健脾利水，和中止泻；连翘散结而清热，用麦芽汤送服，以增强消食之力。食消胃和则夜卧安宁。 |

◆ 【预防与调摄】

养成良好的生活习惯，如按时睡觉，不熬夜，睡前不饮浓茶、咖啡和抽烟等，保持心情愉快及加强体质锻炼等对失眠的防治有重要作用。

本病因属心神病变，故尤应注意精神调摄，做到喜恶有节，解除忧思焦虑，保持精神舒畅；养成良好的生活习惯，改善睡眠环境，劳逸结合；对于提高治疗失眠的效果，改善体质及提高工作、学习效率，均有促进作用。

# 第6章 辨脉诊治心脑病证

## § 中风 §

中风也叫脑卒中，其实就是急性脑血管病，通常分为两类，即脑梗死和脑出血。本病发作比较突然，表现形式也多种多样，如突然口齿不清，好像嘴里含着东西，喝水呛咳；听不懂他人说的话，或是自己无法用言语表达；口角㖞斜，身体一侧手脚麻木、不能动弹，走路摇摇晃晃，感到天旋地转，有摔倒的可能；视物成双，患者自感眼内有"黑点"等。导致中风的危险因素有许多，人过40岁以后，中风概率明显大过青年人；患有高血压、糖尿病、高脂血症、心脏病等疾病的人，中风概率也高于正常人；有吸烟、酗酒等习惯的人，也易发生中风。另外，此病还具有一定的遗传因素，有中风家族史的人更易发病等。从性别上来讲，男性中风的概率大于女性。

中风致残率很高，必须及时发现，及时治疗，否则会给患者本人以及家庭带来巨大的痛苦。

### ◆【治疗原则】

中风病急性期标实症状突出，急则治其标，治疗当以祛邪为主，常用平肝息风、清化痰热、化痰通腑、活血通络、醒神开窍等治疗方法。闭、脱二证当分别治以祛邪开窍醒神和扶正固脱、救阴回阳。内闭外脱则醒神开窍与扶正固本可以兼用。在恢复期及后遗症期，多为虚实夹杂，邪实未清而正虚已现，治宜扶正祛邪，常用育阴息风、益气活血等法。

### ◆【辨证论治】

1. 中经络

| 证型\论治 | 风痰瘀血，痹阻脉络 | 肝阳暴亢，风火上扰 | 痰热腑实，风痰上扰 | 气虚血瘀 | 肝阳上亢 |
|---|---|---|---|---|---|
| 脉象 | 脉弦滑 | 脉弦有力 | 脉弦滑或偏瘫侧脉弦滑而大 | 脉沉细、细缓或细弦 | 脉细弦或细弦数 |

| | | | | | |
|---|---|---|---|---|---|
| 症状 | 半身不遂，口舌㖞斜，舌强言謇或不语，偏身麻木，头晕目眩，舌暗淡，苔薄白或白腻。 | 半身不遂，偏身麻木，舌强言謇或不语，或口舌㖞斜，眩晕头痛，面红目赤，口苦咽干，心烦易怒，尿赤便干，舌红或红绛。 | 半身不遂，口舌㖞斜，言语謇涩或不语，偏身麻木，腹胀，便干便秘，头晕目眩，咯痰或痰多，舌暗红或暗淡，苔黄或黄腻。 | 半身不遂，口舌㖞斜，口角流涎，言语謇涩或不语，偏身麻木，面色㿠白，气短乏力，心悸自汗，便溏，手足肿胀，舌暗淡，苔薄白或白腻。 | 半身不遂，口舌㖞斜，舌强言謇或不语，偏身麻木，烦躁失眠，眩晕耳鸣，手足心热，舌红绛或暗红，少苔或无苔。 |
| 治法 | 活血化瘀，化痰通络 | 平肝息风，清热活血，补益肝肾 | 通腑化痰 | 益气活血，扶正祛邪 | 滋养肝肾，潜阳息风 |
| 代表方剂 | 桃红四物汤合涤痰汤 | 天麻钩藤饮加味 | 大承气汤加味 | 补阳还五汤 | 镇肝息风汤 |
| 方解 | 方中桃红四物汤活血化瘀通络，涤痰汤涤痰开窍。瘀血症状突出，舌紫暗或有瘀斑，可加重桃仁、红花的剂量，以增强活血化瘀之力；舌苔黄腻，烦躁不安等有热象者，加黄芩、山栀子以清热泻火；头晕、头痛加菊花、夏枯草以平肝息风；若大便不通，可加大黄通腑泄热凉血，大黄用量宜 | 方中天麻、钩藤平肝息风，生石决明镇肝潜阳，黄芩、山栀子清热泻火，川牛膝引血下行，益母草活血利水，杜仲、桑寄生补益肝肾，夜交藤、茯神安神定志。伴头晕、头痛加菊花、桑叶，疏风清热；心烦易怒加牡丹皮、郁金，凉血开郁；便 | 方中生大黄荡涤肠胃，通腑泄热，芒硝咸寒软坚，枳实泻痞，厚朴宽满。可酌加瓜蒌、胆南星清热化痰，加丹参活血通络。热象明显者，加山栀子、黄芩；年老体弱津亏者，加生地黄、麦冬、玄参。本型也可选用现代经验方星蒌承气汤，方中大黄、芒硝荡涤肠 | 本方重用黄芪补气，配当归养血，合赤芍、川芎、桃仁、红花、地龙以活血化瘀通络。中风病恢复期和后遗症期多以气虚血瘀为基本病机，故此方亦常用于恢复期和后遗症期的治疗。气虚明显者，加党参、太子参以益气通络；言语不利，加远志、石菖蒲、郁金以祛痰利窍；心悸喘息，加桂枝、 | 方中怀牛膝补肝肾，并引血下行；龙骨、牡蛎、代赭石镇肝潜阳；龟板、白芍、玄参、天冬滋养阴液，以制亢阳；茵陈、麦芽、川楝子清泄肝阳，条达肝气；甘草、麦芽和胃调中。并可配以钩藤、菊花息风清热。夹有痰热者， |

## 第6章 辨脉诊治心脑病证

| 方解 | 轻，以涤除痰热积滞为度，不可过量。本型也可选用现代经验方化痰通络汤，方中半夏、茯苓、白术健脾化湿，胆南星、天竺黄清化痰热，天麻平肝息风，香附疏肝理气，调畅气机，助脾运化，配丹参活血化瘀，大黄通腑泄热凉血。 | 干、便秘加生大黄；症见神志恍惚，迷蒙者，为风火上扰清窍，由中经络向中脏腑转化，可配合灌服牛黄清心丸或安宫牛黄丸以开窍醒神。 | 胃，通腑泄热；瓜蒌、胆南星清热化痰。若大便多日未解，痰热积滞较甚而出现躁扰不宁，时清时寐，谵妄者，此为浊气不降，夹气血上逆，犯于脑窍而为中脏腑证，按中脏腑的痰热内闭清窍论治。 | 炙甘草以温经通阳；肢体麻木加木瓜、伸筋草、防己以舒筋活络；上肢偏废者，加桂枝以通络；下肢瘫软无力者，加续断、桑寄生、杜仲、牛膝以强壮筋骨；小便失禁加桑螵蛸、益智仁以温肾固涩；血瘀重者，加莪术、水蛭、鬼箭羽、鸡血藤等破血通络之品。 | 加天竺黄、竹沥、贝母以清化痰热；心烦失眠者，加黄芩、山栀子以清心除烦，加夜交藤、珍珠母以镇心安神；头痛重者，加生石决明、夏枯草以清肝息风。 |

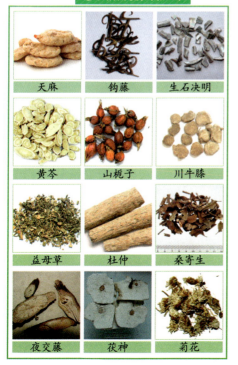

**天麻钩藤饮加味**：天麻、钩藤、生石决明、黄芩、山栀子、川牛膝、益母草、杜仲、桑寄生、夜交藤、茯神、菊花

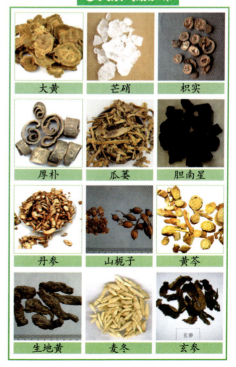

**大承气汤加味**：大黄、芒硝、枳实、厚朴、瓜蒌、胆南星、丹参、山栀子、黄芩、生地黄、麦冬、玄参

## 2. 中脏腑

| 证型<br>论治 | 痰热内闭清窍（阳闭） | 痰湿蒙塞心神（阴闭） | 元气败脱，神明散乱（脱证） |
|---|---|---|---|
| 脉象 | 脉弦滑数 | 脉沉滑或沉缓 | 脉沉缓、沉微 |
| 症状 | 起病骤急，神昏或昏愦，半身不遂，鼻鼾痰鸣，肢体强痉拘急，项背身热，躁扰不宁，甚则手足厥冷，频繁抽搐，偶见呕血，舌红绛，苔黄腻或干腻。 | 素体阳虚，突发神昏，半身不遂，肢体松懈，瘫软不温，甚则四肢逆冷，面白唇暗，痰涎壅盛，舌暗淡，苔白腻。 | 突然神昏或昏愦，肢体瘫软，手撒肢冷汗多，重则周身湿冷，二便失禁，舌痿，舌紫暗，苔白腻。 |
| 治法 | 清热化痰，醒神开窍 | 温阳化痰，醒神开窍 | 益气回阳固脱 |
| 代表方剂 | 羚角钩藤汤配合灌服或鼻饲安宫牛黄丸 | 涤痰汤配合灌服或鼻饲苏合香丸 | 参附汤 |
| 方解 | 羚羊角为清肝息风主药，桑叶疏风清热，钩藤、菊花平肝息风，生地黄清热凉血，白芍柔肝养血，贝母、竹茹清热化痰，茯神养心安神，甘草调和诸药。安宫牛黄丸可辛凉透窍。<br>若痰热内盛，喉间有痰声，可加服竹沥水20～30天，或猴枣散0.3～0.6克以豁痰镇痉。肝火旺盛，面红目赤，脉弦有力者，酌加龙胆草、山栀子以清肝泻火；腑实热结，腹胀便秘，苔黄厚者，酌加生大黄、枳实、芒硝以通腑导滞。 | 方中半夏、陈皮、茯苓健脾燥湿化痰，胆南星、竹茹清化痰热，石菖蒲化痰开窍，人参扶助正气。苏合香丸芳香化浊，开窍醒神。寒象明显，加桂枝温阳化饮；兼有风象者，加天麻、钩藤平肝息风。 | 方中人参大补元气，附子温肾壮阳，二药合用以奏益气回阳固脱之功。汗出不止加山茱萸、黄芪、龙骨、牡蛎以敛汗固脱；兼有瘀象者，加丹参。 |

### ◆ 预防中风小知识

中风病的预防，在于慎起居、节饮食、远房帏、调情志。慎起居，是生活要有规律，注意劳逸适度，重视进行适宜的体育锻炼；节饮食是指避免过食肥甘厚味、烟酒及辛辣刺激食品；远房帏是指节制性生活；调情志是指经常保持心情舒畅，情绪稳定，避免七情伤害。

# 第6章 辨脉诊治心脑病证

## § 痴呆 §

痴呆，多由七情内伤，久病年老等病因，导致髓减脑消，神机失用而致，是以呆傻愚笨为主要临床表现的一种神志疾病。其轻者可见寡言少语，反应迟钝，善忘等症；重则表现为神情淡漠，终日不语，哭笑无常，分辨不清昼夜，外出不知归途，不欲食，不知饥，二便失禁等，生活不能自理。本病在心脑病证中较为常见，可发于各个年龄阶段，但以老年阶段最常见。调查显示，65岁以上老人有10%患老年性痴呆，80岁以上老人有20%患老年性痴呆。中医认为老年性痴呆的病因是本虚标实，本虚是指肾、脾亏虚；标实是指气滞、血瘀、痰结，治疗时宜补肾健脾，活血化瘀，除痰通络。

### ◆【治疗原则】

虚者补之，实者泻之，因而补虚益损，解郁散结是其治疗大法。同时在用药上应重视血肉有情之品的应用，以填精补髓。此外，移情易性，智力和功能训练与锻炼有助于康复与延缓病情。对脾肾不足、髓海空虚之证，宜培补先天、后天，使脑髓得充，化源得滋。凡痰浊、瘀血阻滞者，当化痰活血，配以开窍通络，使气血流通，窍开神醒。

### ◆【辨证论治】

| 证型<br>论治 | 髓海不足 | 脾肾两虚 | 痰浊蒙窍 | 瘀血内阻 |
|---|---|---|---|---|
| 脉象 | 脉沉细弱 | 脉沉细弱 | 脉滑 | 脉细涩 |
| 症状 | 智力减退，记忆力和计算力明显减退，头晕耳鸣，懒惰思卧，齿枯发焦，腰酸骨软，步行艰难，舌瘦色淡，苔薄白。 | 表情呆滞，沉默寡言，记忆减退，失认失算，口齿含糊，词不达意，伴气短懒言，肌肉萎缩，食少纳呆，口涎外溢，腰膝酸软，或四肢不温，腹痛喜按，泄泻，舌质淡白，舌体胖大，苔白，或舌红，苔少或无苔。 | 表情呆钝，智力衰退，或哭笑无常，喃喃自语，或终日无语，伴不思饮食，脘腹、胀痛，痞满不适，口多涎沫，头重如裹，舌淡，苔白腻。 | 表情迟钝，言语不利，善忘，易惊恐，或思维异常，行为古怪，伴肌肤甲错，口干不欲饮，双目晦暗，舌暗或有瘀点瘀斑。 |

| 治法 | 补肾益髓，填精养神 | 补肾健脾，益气生精 | 健脾化浊，豁痰开窍 | 活血化瘀，开窍醒脑 |
|---|---|---|---|---|
| 代表方剂 | 七福饮加味 | 还少丹加味 | 洗心汤加味 | 通窍活血汤加味 |
| 方解 | 方中重用熟地黄以滋阴补肾，以补先天之本；人参、白术、炙甘草益气健脾，用以强壮后天之本；当归养血补肝；远志、杏仁宣窍化痰。本方填补脑髓之力尚且不足，可选加鹿角胶、龟板胶、阿胶、紫河车等血肉有情之品，以填精补髓。还可以本方制蜜丸或膏滋以图缓治，也可用河车大造丸大补精血。 | 方中熟地黄、枸杞子、山茱萸滋阴补肾，肉苁蓉、巴戟天、小茴香温补肾阳，杜仲、怀牛膝、楮实子补益肝肾，人参、茯苓、山药、大枣益气健脾而补后天，远志、五味子、石菖蒲养心安神开窍。如见气短乏力较著，甚至肌肉萎缩，可酌情配伍紫河车、阿胶、续断、杜仲、鸡血藤、何首乌、黄芪等以益气养血。若脾肾两虚，偏于阳虚者，出现四肢不温，形寒肢冷，五更泄泻等症，方用金匮肾气丸温补肾阳，再加紫河车、鹿角胶、龟板胶等血肉有情之品，填精补髓。若伴有腰膝酸软，颧红盗汗，耳鸣如蝉，舌瘦质红，少苔，脉弦细数者，是为肝肾阴虚，可用知柏地黄丸滋养肝肾。 | 方中人参、甘草益气，半夏、陈皮健脾化痰，附子协助参、草以助阳气，俾正气健旺则痰浊可除，茯神、酸枣仁宁心安神，石菖蒲芳香开窍，神曲和胃。脾气亏虚明显者，可加党参、茯苓、黄芪、白术、山药、麦芽、砂仁等健脾益气之品，以截生痰之源；若头重如裹，哭笑无常、喃喃自语、口多涎沫者，痰浊壅塞较著，重用陈皮、半夏，配伍胆南星、莱菔子、佩兰、白豆蔻、全瓜蒌、贝母等豁痰理气之品；若痰郁久化火，蒙蔽清窍，扰动心神，症见心烦躁动，言语颠倒，歌笑不休，甚至反喜污秽等，宜用涤痰汤涤痰开窍，并加黄芩、黄连、竹沥以增强清化热痰之力。 | 方中麝香芳香开窍，活血散结通络；桃仁、红花、赤芍、川芎活血化瘀；大枣、葱白、黄酒散达升腾，使行血之品能上达巅顶，外彻肌肤，酌加石菖蒲、郁金开窍醒脑。如久病气血不足，加党参、黄芪、熟地黄、当归以补益气血；瘀血日久，瘀血不去，新血不生，血虚明显者，酌加当归、鸡血藤、三七以养血活血；瘀血日久，郁而化热，症见头痛、呕恶、舌红苔黄等，酌加丹参、牡丹皮、夏枯草、竹茹等清热凉血、清肝和胃之品。 |

# 第6章 辨脉诊治心脑病证

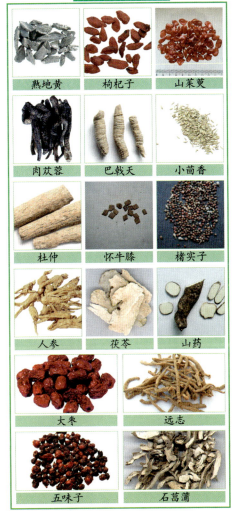

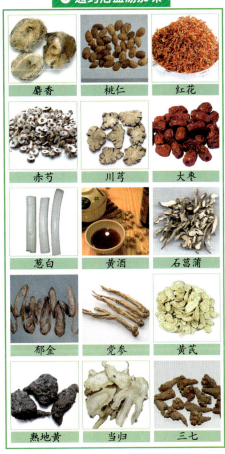

◆【预防与调摄】

精神调摄、智能训练、调节饮食起居既是预防措施，又是治疗的重要环节。

对由其他疾病所致的痴呆，应积极查明病因，及时治疗。良好的环境和有规律的生活习惯及饮食调养，颇为重要，适当的医护措施可促进患者的健康水平和延缓患者精神衰退进程。医护人员应帮助患者正确认识和对待疾病，解除情志因素。对轻症患者应进行耐心细致的智能训练，使之逐渐掌握一定的生活及工作技能；对重症患者则应注意生活照顾，防止因大小便自遗及长期卧床引发褥疮、感染等。此外，要防止患者自伤或伤人。

# § 癫痫 §

癫痫俗称羊痫风，是由于脑细胞过度放电所引起的反复发作的突然而短暂的脑功能失调。发病时，患者突然倒地，不省人事，全身抽搐，眼球上翻，口吐白沫，喉间发出痰鸣声。一般情况下，癫痫症状数分钟后就会停止，人也恢复意识，如正常人，只是感到周身疼痛、疲乏而已。

癫痫属于中医学中的"痫证"，在扁鹊所著的《难经》中已有记载，认为风、火、痰、瘀等外邪侵扰身体，导致五脏失调。

## ◆【治疗原则】

病发即急，以开窍醒神豁痰治其标；平时病缓则祛邪补虚以治其本，是谓本病之大法。临证时前者多以豁痰息风、开窍定痫法，后者宜健脾化痰，补益肝肾，养心安神法治之。而调养精神、注意饮食、劳逸适度实属重要。

## ◆【辨证论治】

### 1. 发作期

| 证型 论治 | 阳痫 | 阴痫 |
|---|---|---|
| 脉象 | 脉弦数或弦滑 | 脉多沉细或沉迟 |
| 症状 | 病发前多有眩晕，头痛而胀，胸闷乏力，喜伸欠等先兆症状，或无明显症状，旋即仆倒，不省人事，面色潮红、紫红，继之转为青紫或苍白，口唇青紫，牙关紧闭，两目上视，项背强直，四肢抽搐，口吐涎沫，或喉中痰鸣，或发怪叫，甚则二便自遗。发作后除感到疲乏、头痛外，一如常人。舌红，苔白腻或黄腻。 | 发病则面色晦暗青灰而黄，手足清冷，双眼半开半合，昏愦，偃卧，拘急，或抽搐时作，口吐涎沫，一般口不啼叫，或声音微小。醒后周身疲乏，或如常人。舌淡，苔白腻。 |
| 治法 | 急以开窍醒神，继以泄热涤痰息风 | 急以开窍醒神，继以温化痰涎 |
| 代表方剂 | 黄连解毒汤 | 五生饮 |
| 方解 | 急以针刺人中、十宣、合谷等穴以醒神开窍。灌服黄连解毒汤，方以黄芩、黄连、黄柏、山栀子清上中下三焦之火，并以此汤送服定痫丸，有豁痰开窍，息风止痉之功。 | 急以针刺人中、十宣穴开窍醒神。灌服五生饮，方以生南星、生半夏、生白附子辛温祛痰，半夏又能降逆散结，川乌大辛大热，散寒除积滞，黑豆补肾利湿。 |

## 第6章 辨脉诊治心脑病证

### 2. 休止期

| 证型<br>论治 | 痰火扰神 | 风痰闭阻 | 气虚血瘀 | 心脾两虚 | 肝肾阴虚 |
|---|---|---|---|---|---|
| 脉象 | 脉多沉弦滑而数 | 脉多弦滑有力 | 脉弦而涩 | 脉沉弱 | 脉沉细而数 |
| 症状 | 急躁易怒，心烦失眠，咯痰不爽，口苦咽干，便秘溲黄。病发后，症情加重，甚则彻夜难眠，目赤，舌红，苔黄腻。 | 发病前多有眩晕、胸闷、乏力，痰多，心情不悦，舌质淡，苔白腻。 | 头部刺痛，精神恍惚，心中烦急，头晕气短，唇舌紫暗或舌有瘀点、瘀斑。 | 反复发作不愈，神疲乏力，面色苍白，形瘦，纳呆，大便溏薄，舌质淡，苔白腻。 | 痫病频作，神思恍惚，面色晦暗，头晕目眩，两目干涩，耳轮焦枯不泽，健忘失眠，腰膝酸软，大便干燥，舌红苔薄黄。 |
| 治法 | 清肝泻火，化痰开窍 | 涤痰息风镇痫 | 补气化瘀，定风止痫 | 补益心脾为主，辅以理气化痰 | 滋养肝肾 |
| 代表方剂 | 龙胆泻肝汤合涤痰汤 | 定痫丸 | 黄芪赤风汤送服龙马自来丹 | 归脾汤合温胆汤 | 大补元煎 |
| 方解 | 二方合用，清火豁痰之力甚强。方中龙胆草、黄芩、山栀子、柴胡清肝泻火，泽泻、木通、车前子清利湿热，导火下行，当归、生地黄凉血养血，半夏、胆南星、陈皮豁痰开窍，竹茹降气而有助于化痰，石菖蒲、茯神醒神定志。 | 方中竹沥善能清热滑痰，镇惊利窍，配姜汁用其温以助化痰利窍；胆南星清火化痰，镇惊定痫；半夏、陈皮、贝母、茯苓、麦冬祛痰降逆、兼防伤阴；丹参、石菖蒲开瘀利窍；全蝎、僵蚕息风止痉；天麻化痰息风；朱砂、琥珀、远志、灯心草、茯神镇惊宁神；甘草调和诸药。 | 黄芪赤风汤方中以黄芪补气，赤芍活血化瘀，防风配黄芪补而不滞，配赤芍搜肝泄风活血，三者合用补气化瘀定痫。龙马自来丹方中马钱子通经络止疼痛，散结消肿；地龙通络息风。两方合用补气化瘀、定风止痫。但要注意马钱子有剧毒，其炮制必须如法，并严格控制剂量。 | 方以归脾汤补养心脾；温胆汤理气化痰，清胆和胃。归脾汤方中以人参、黄芪、白术、甘草、生姜、大枣甘温补脾益气，当归甘辛温养肝而生心血，茯神、酸枣仁、龙眼肉养心安神，远志定志宁神，木香行气令补而不滞，温胆汤中二陈汤燥湿化痰，再加枳实行气、竹茹清热。两方合用既治疗心脾两虚之本，又兼治气虚生痰，痰浊为患之标。 | 方以熟地黄、枸杞子、山茱萸、杜仲补益肝肾，人参、炙甘草、山药、当归补益气血。酌加鹿角胶、龟板胶养阴益髓，牡蛎、鳖甲滋阴潜阳。 |
| 备注 | 上述各证的处方中，加入适量全蝎、蜈蚣等虫类药物，以息风解毒、活络解痉，可提高疗效。一般研粉，每服1～1.5克，每日2次为宜，小儿量酌减。再者本病的发生与气血瘀滞有关，尤其久病和外伤者，应适当加活血化瘀之品，如川芎、丹参、郁金等。 | | | | |

### ◆【预防与调摄】

做好优生优育是减少本病发生的重要环节,控制诱因是防止发作的重要措施。生活调摄当避免劳欲过度,尤其保持心情舒畅,饮食适宜,不但是预防的需要,而且也是治疗和防止复发不可缺少的环节。另外,本病患者不宜从事高空、驾驶及水上等工作,生活中也应注意安全,以防意外。昏不知人时间长者,更要特别注意排痰和口腔卫生。

### ◆ 癫痫病五忌

癫痫病有五忌:一忌吃煎炸食品、肥腻食品等,尤其是酒、浓茶、咖啡,应绝对忌口,因为它们可诱发癫痫发作。二忌吃得太咸。吃盐太多的话,体内钠离子增加,这可引发神经元放电而诱发癫痫。三忌大量喝水。饮水过量使间脑负担过重,提高了癫痫发病的概率,故患者饮水要有节制。四忌水边散步。癫痫随时可能发作,在水边散步的患者,病发时可能栽入水中或泥里而发生生命危险。五忌随便停药。癫痫属于顽疾,很难短时间治愈,所以需要长期坚持服药,而不能想停就停。

# 第6章 辨脉诊治心脑病证

## § 癫狂 §

现代中医学将"癫"与"狂"并称"癫狂",指精神失常的一类疾病,包括现代医学中的躁狂症、精神分裂症等情志障碍疾病;癫证指"以精神抑郁,表情淡漠,沉默痴呆,语无伦次,静而少动为特征";狂证指"以精神亢奋,狂躁刚暴,喧扰不宁,毁物打骂,动而多怒为特征"。

中医对癫狂有系统的理论,积累了丰富的治疗经验,在辨证论治的前提下,以降(泄)火、豁痰、活血、开窍治标,调整阴阳,恢复神机以治本,为其基本治则。

◆ 【辨证论治】

| 证型\论治 | 痰火扰神 | 痰结血瘀 | 瘀血阻窍 | 火盛伤阴 | 心肾失调 |
|---|---|---|---|---|---|
| 脉象 | 脉弦大或滑数 | 脉弦或细涩 | 脉小弦或细涩 | 脉细数 | 脉细数 |
| 治法 | 清泄肝火,涤痰醒神 | 豁痰化瘀开窍 | 活血通窍 | 滋阴降火,安神定志 | 育阴潜阳,交通心肾 |
| 代表方剂 | 程氏生铁落饮 | 癫狂梦醒汤 | 通窍活血汤加味 | 二阴煎 | 黄连阿胶汤合琥珀养心丹 |
| 症状 | 平素性急易怒,头痛失眠,两目怒视,面红目赤,烦躁,遇较大精神刺激,突然狂乱无知,骂詈号叫,不避亲疏,逾垣上屋,或毁物伤人,气力逾常,不食不眠,小便黄,大便干,舌质红绛,苔多黄燥而垢。 | 狂病经久不愈,面色暗滞而秽,躁扰不安,多言,恼怒不休,甚至登高而歌,弃衣而走,妄见妄闻,妄思离奇,头痛,心悸而烦,舌质紫暗有瘀斑,少苔或苔薄黄干。 | 狂病日久,少寐易惊,疑虑丛生,妄见妄闻,言语支离,面色晦暗,舌青紫,或有瘀斑,苔薄滑。 | 狂病日久,其势较戢,呼之能自止,但有疲惫之象,多言善惊,时而烦躁,形瘦面红而秽,大便干结,舌红少苔或无苔。 | 狂病久延,时作时止,势已较轻,妄言妄为,呼之已能自制,寝不安寐,烦惋焦躁,口干便难,舌尖红,无苔有剥裂。 |

| 方解 | 方以生铁落平肝重镇，降逆泻火，钩藤除心热平肝风而泻火，胆南星、贝母、橘红、茯苓涤痰化浊，石菖蒲、远志、茯神、朱砂宣窍宁心复神，天冬、麦冬、玄参、连翘养阴清热解毒，丹参活血化瘀。大便秘结者，加大黄、枳实泄热通腑。 | 方以桃仁、赤芍活血化瘀；柴胡、香附、青皮疏肝理气，气行则血行；陈皮、半夏燥湿化痰；紫苏子、桑白皮、大腹皮降气化痰宽中；木通降心火，清肺热，通利九窍血脉关节；甘草调和诸药。诸药相合共奏豁痰化瘀利窍之功。 | 方中以川芎、赤芍、桃仁、红花活血化瘀；麝香其性走窜，开窍辟秽，通络散瘀；大枣、鲜姜、老葱散达升腾，使行血之品能上达于巅顶，外彻于皮肤。可酌加琥珀粉、大黄活血化瘀通络，石菖蒲、郁金开通机窍，柴胡、郁金、香附疏肝解郁。 | 方中以生地黄、麦冬、玄参养阴清热，黄连、木通、竹叶清心泻火安神，茯神、酸枣仁、甘草养心安神定志。亦可合《千金方》定志丸以资调理，方中党参、甘草益气健脾；茯神、远志、石菖蒲养心安神开窍。 | 方中黄连、牛黄、黄芩清心泻火，生地黄、阿胶、当归、白芍、鸡子黄滋阴养血，两组药共奏清心火、滋肾水之功，以交通心肾；人参、茯神、酸枣仁、柏子仁、远志益气养心安神，生龙齿、琥珀、朱砂镇心安神，石菖蒲开窍豁痰，理气活血。 |

### 癫狂梦醒汤

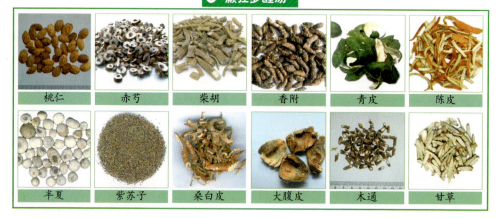

桃仁　赤芍　柴胡　香附　青皮　陈皮
半夏　紫苏子　桑白皮　大腹皮　木通　甘草

◆ 【预防与调摄】

癫狂预防、调摄的关键在调情志，重视精神疗法。同时应加强妇幼保健工作，确保优生优育。此外，患者不适合从事危险性大的工作，对其合理要求应尽可能满足。对重症患者要采取防护措施，必要时专人照顾。

# 第7章
## 辨脉诊治脾胃肠病症

## § 胃痛 §

胃痛是由于胃气阻滞，胃络瘀阻，胃失所养，不通则痛导致的以上腹胃脘部发生疼痛为主症的一种脾胃肠病证。胃痛的部位在上腹部胃脘处，俗称心窝部。其疼痛的性质表现为胀痛、隐痛、刺痛、灼痛、闷痛、绞痛等，常因病因病机的不同而异，其中尤以胀痛、隐痛、刺痛常见。可有压痛，按之其痛或增或减，但无反跳痛。其痛有呈持续性者，也有时作时止者。其痛常因寒暖失宜，饮食失节，情志不舒，劳累等诱因而发作或加重。本病证常伴有食欲不振，恶心呕吐，吞酸嘈杂等症状。

胃痛的治疗，以理气和胃止痛为基本原则。旨在疏通气机，恢复胃腑和顺通降之性，通则不痛，从而达到止痛的目的。胃痛属实者，治以祛邪为主，根据寒凝、食停、气滞、郁热、血瘀、湿热之不同，分别用温胃散寒、消食导滞、疏肝理气、泄热和胃、活血化瘀、清热化湿诸法；属虚者，治以扶正为主，根据虚寒、阴虚之异，分别用温中益气、养阴益胃之法；虚实并见者，则扶正祛邪之法兼而用之。

◆ 【辨证论治】

| 证型<br>论治 | 寒邪客胃 | 饮食停滞 | 肝气犯胃 | 肝胃郁热 |
|---|---|---|---|---|
| 脉象 | 脉弦紧 | 脉滑有力 | 脉弦 | 脉弦数 |
| 症状 | 痛暴作，甚则拘急作痛，得热痛减，遇寒痛增，口淡不渴，或喜热饮，苔薄白。 | 暴饮暴食后，胃脘疼痛，胀满不消，疼痛拒按，得食更甚，嗳腐吞酸，或呕吐不消化食物，其味腐臭，吐后痛减，不思饮食或厌食，大便不爽，得矢气及便后稍舒，舌苔厚腻。 | 胃脘胀满，攻撑作痛，脘痛连胁，胸闷嗳气，善太息，大便不畅，得嗳气、矢气则舒，遇烦恼郁怒则痛作或痛甚，苔薄白。 | 胃脘灼痛，痛势急迫，喜冷恶热，得凉则舒，心烦易怒，泛酸嘈杂，口干口苦，舌红少苔。 |
| 治法 | 温胃散寒，理气止痛 | 消食导滞，和胃止痛 | 疏肝理气，和胃止痛 | 疏肝理气，泄热和中 |

## 第7章 辨脉诊治脾胃肠病症

| 代表方剂 | 良附丸加减 | 保和丸加减 | 柴胡疏肝散加减 | 丹栀逍遥散合左金丸加减 |
|---|---|---|---|---|
| 方解 | 方中高良姜温胃散寒，香附行气止痛。寒重，或胃脘突然拘急挛痛拒按，甚则隆起如拳状者，可酌加吴茱萸、干姜、丁香、桂枝；气滞重者，可酌加木香、陈皮；郁久化热，寒热错杂者，可用半夏泻心汤，辛开苦降，寒热并调；见寒热身痛等表寒证者，可酌加紫苏、生姜，或加香苏散疏风散寒，行气止痛；兼见胸脘痞闷不食，嗳气呕吐等寒夹食滞症状者，可加枳壳、神曲、鸡内金、半夏以消食导滞，温胃降逆；胃寒较轻者，可局部温熨，或服生姜红糖汤即可散寒止痛。 | 本方功可消食导滞，是治疗各种食积的通用方剂。方中用山楂、神曲、莱菔子消食导滞，健胃下气；半夏、陈皮、茯苓健脾和胃，化湿理气；连翘散结清热，共奏消食导滞和胃之功。本方为治疗饮食停滞的通用方。脘腹胀甚者，可酌加枳实、厚朴、槟榔行气消滞；食积化热者，可加黄芩、黄连清热泻火；若大便秘结，可合用小承气汤；胃痛急剧而拒按，大便秘结，苔黄燥者，为食积化热成燥，可合用大承气汤通腑泄热，荡积导滞。 | 柴胡疏肝散为疏肝理气之要方。方中柴胡、白芍、川芎、香附疏肝解郁，陈皮、枳壳、甘草理气和中，诸药合用共奏疏肝理气，和胃止痛之效。若胃胀重，可酌加青皮、郁金、木香助理气解郁之功；若痛甚，可酌加川楝子、延胡索理气止痛；嗳气频作者，可酌加半夏、旋覆花，亦可用沉香降气散降气解郁。 | 方中柴胡、当归、白芍、薄荷解郁柔肝止痛，牡丹皮、山栀子清肝泄热，白术、茯苓、甘草、生姜和中健胃。左金丸中黄连清泄胃火，吴茱萸辛散肝郁，以补原方之未备。若为火邪已伤胃阴，可加麦冬、石斛。肝体阴而用阳，阴常不足，阳常有余，郁久化热，易伤肝阴，此时选药应远刚用柔，慎用过分香燥之品，宜选用白芍、香橼、佛手等理气而不伤阴的解郁止痛药，也可与金铃子、郁金等偏凉性的理气药，或与白芍、甘草等柔肝之品配合应用。火热内盛，灼伤胃络，而见吐血，并出现脘腹灼痛痞满、心烦便秘、面赤舌红、脉弦数有力等症者，可用《金匮要略》泻心汤，苦寒泄热，直折其火。 |

| 证型<br>论治 | 瘀血停滞 | 脾胃湿热 | 胃阴亏虚 | 脾胃虚寒 |
|---|---|---|---|---|
| 脉象 | 脉涩 | 脉象滑数 | 脉细数 | 脉虚弱 |
| 症状 | 胃脘疼痛，痛如针刺刀割，痛有定处，按之痛甚，食后加剧，入夜尤甚，或见吐血、黑便，舌紫暗或有瘀斑。 | 胃脘灼热疼痛，嘈杂泛酸，口干口苦，渴不欲饮，口甜黏浊，食甜食则反酸，纳呆恶心，身重肢倦，小便色黄，大便不畅，舌苔黄腻。 | 胃脘隐隐灼痛，似饥而不欲食，口燥咽干，口渴思饮，消瘦乏力，大便干结，舌红少津或光剥无苔。 | 胃痛隐隐，绵绵不休，冷痛不适，喜温喜按，空腹痛甚，得食则缓，劳累或食冷或受凉后疼痛发作或加重，泛吐清水，食少，神疲乏力，手足不温，大便溏薄，舌淡苔白。 |
| 治法 | 活血化瘀，理气止痛 | 清热化湿，理气和中 | 养阴益胃，和中止痛 | 温中健脾，和胃止痛 |
| 代表方剂 | 失笑散合丹参饮加味 | 清中汤加味 | 益胃汤合芍药甘草汤加味 | 黄芪建中汤加味 |
| 方解 | 方中五灵脂、蒲黄、丹参活血化瘀止痛，檀香、砂仁行气和胃。如痛甚可酌加延胡索、三七粉、三棱、莪术，并可酌加理气之品，如枳壳、木香、郁金；血瘀 | 方中黄连、山栀子清热化湿，半夏、茯苓、白豆蔻健脾祛湿，陈皮、甘草理气和胃。热盛便秘者，加金银花、蒲公英、大黄、枳实；气滞腹胀者，加厚朴、大腹皮；若寒热互结，干噫食臭， | 方中沙参、麦冬、生地黄、玉竹养阴益胃，芍药、甘草和中缓急止痛。胃阴亏损较甚者，可酌加干石斛；若兼饮食停滞，可酌加神曲、山楂等消食和胃；痛甚者可酌加香橼、佛手；若脘腹灼痛，嘈杂反酸，可加左金丸；若胃热偏盛，可酌加生石膏、知母、芦根清胃泄热，或用清胃散；若日久 | 方中黄芪补中益气，小建中汤温脾散寒，和中缓急止痛。泛吐清水较重者，可酌加干姜、吴茱萸、半夏、茯苓等温胃化饮；寒盛者可用附子理中汤，或大建中汤温中散寒；脾虚湿盛者，可合二陈汤；兼见腰膝酸软，头晕目眩，形寒肢冷等肾阳虚证者，可 |

## 第7章 辨脉诊治脾胃肠病症

| 方解 | 胃痛,伴吐血、黑便,当辨寒热虚实,参考血证有关内容辨证论治。 | 心下痞硬,可用半夏泻心汤加减。 | 肝肾阴虚,可酌加山茱萸、玄参滋补肝肾;若日久胃阴虚难复,可酌加乌梅、山楂肉、木瓜等酸甘化阴。 | 加附子、肉桂、巴戟天、仙茅,或合用肾气丸、右归丸之类助肾阳以温脾和胃。 |
|---|---|---|---|---|

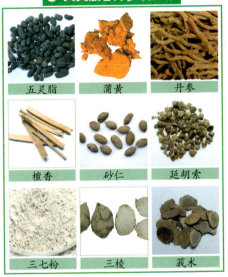

失笑散合丹参饮加味:五灵脂、蒲黄、丹参、檀香、砂仁、延胡索、三七粉、三棱、莪术

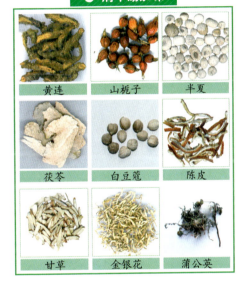

清中汤加味:黄连、山栀子、半夏、茯苓、白豆蔻、陈皮、甘草、金银花、蒲公英

## ◆【预防与调摄】

对胃脘痛患者,要重视生活调摄,尤其是饮食与精神方面的调摄。饮食以少食多餐,营养丰富,清淡易消化为原则,不宜饮酒及过食生冷、辛辣食物,切忌粗硬饮食,暴饮暴食,或饥饱无常;应保持精神愉快,避免忧思恼怒及情绪紧张;注意劳逸结合,避免劳累,病情较重时,需适当休息,这样可减轻胃痛和减少胃痛发作,进而达到预防胃痛的目的。

# 胃炎

胃炎是胃黏膜炎症的统称,可分为急性和慢性两类。

急性胃炎是指由于各种原因引起的胃黏膜的一种急性炎症反应。急性胃炎患者常有上腹疼痛、嗳气、恶心、呕吐及食欲减退等。其临床表现常表现的轻重不等,但发病均急骤,大都有比较明显的致病因素,如暴饮暴食、大量饮酒或误食不洁食物、受凉、服用药物等。由药物和应激因素引起的胃炎,常仅表现为呕血和黑便,一般为少量,呈间歇性,可自止,但也可发生大出血。

慢性胃炎是以胃黏膜的非特异性慢性炎症为主要病理变化的慢性胃病,病变可局限于胃的一部分,也可弥漫到整个胃部,临床常有胃酸减少、食欲下降、上腹不适和疼痛、消化不良等。慢性胃炎无特异性,一般可表现为食欲减退,上腹部有饱胀憋闷感及疼痛感、恶心、嗳气、消瘦、腹泻等。治疗时宜清热利湿、运脾和胃、疏肝健脾、理气活血、益气温中、养阴生津、通络止痛。

◆【辨证论治】

| 论治\证型 | 邪热内陷 | 饮食停滞 | 痰湿内阻 | 肝郁气滞 | 脾胃虚弱 |
|---|---|---|---|---|---|
| 脉象 | 脉滑数 | 脉弦滑 | 脉沉滑 | 脉弦 | 脉沉弱或虚大无力 |
| 症状 | 胃脘痞满,灼热急迫,按之满甚,心中烦热,咽干口燥,渴喜饮冷,身热汗出,大便干结,小便短赤,舌红苔黄。 | 胃脘痞满,按之尤甚,嗳腐吞酸,恶心呕吐,厌食,大便不调,苔厚腻。 | 脘腹痞满,闷塞不舒,胸膈满闷,头重如裹,身重肢倦,恶心呕吐,不思饮食,口淡不渴,小便不利,舌体胖大,边有齿痕,苔白厚腻。 | 胃脘痞满闷塞,脘腹不舒,胸膈胀满,心烦易怒,善太息,恶心嗳气,大便不爽,常因情志因素而加重,苔薄白。 | 胃脘痞闷,胀满时减,喜温喜按,食少不饥,身倦乏力,少气懒言,大便溏薄,舌淡,苔薄白。 |
| 治法 | 泄热、消痞、和胃 | 消食和胃 | 燥湿健脾,行气和胃 | 行气解郁 | 补中益气,升阳举陷 |

## 第7章 辨脉诊治脾胃肠病症

| 代表方剂 | 大黄黄连泻心汤 | 保和丸 | 平胃散 | 越鞠丸 | 补中益气汤 |
| --- | --- | --- | --- | --- | --- |
| 方解 | 方中大黄泄热消痞开结，黄连清泻胃火，使邪热得除，痞气自消。可酌加金银花、蒲公英以助泄热，加枳实、厚朴、木香等以助行气消痞之力。 | 方中山楂、神曲、莱菔子消食导滞，半夏、陈皮行气开结，茯苓健脾利湿，连翘清热散结，全方共奏消食导滞，行气消痞之效。 | 方中苍术燥湿化痰，厚朴、陈皮宽中理气，甘草健脾和胃，共奏燥湿化痰，理气宽中之功。可酌加前胡、桔梗、枳实以助其化痰理气。气逆不降，嗳气不除者，可酌加旋覆花、代赭石以化痰降逆；胸膈满闷较甚者，可酌加薤白、石菖蒲、枳实、瓜蒌以理气宽中；咯痰黄稠，心烦口干者，可酌加黄芩、山栀子以清热化痰。 | 方中香附、川芎疏肝理气，活血解郁；苍术、神曲燥湿健脾，消食除痞；山栀子泻火解郁。本方为通治气、血、痰、火、湿、食诸郁痞满之剂。气郁较甚，胀满明显者，可加柴胡、郁金、枳壳，或合四逆散以助疏肝理气。 | 方中人参、黄芪、白术、甘草补中益气，升麻、柴胡升举阳气，当归、陈皮理气化滞，使脾气得复，清阳得升，胃浊得降，气机得顺，虚痞自除。若痞满较甚，可酌加木香、砂仁、枳实以理气消痞，或可选用香砂六君子汤以消补兼施。脾阳虚弱，畏寒怕冷者，可酌加肉桂、附子、吴茱萸以温阳散寒；湿浊内盛，纳呆者，可酌加茯苓、薏苡仁以淡渗利湿；若水饮停胃，泛吐清水痰涎，可酌加吴茱萸、生姜、半夏以温胃化饮。 |

## ◆【预防与调摄】

情绪与胃炎关系密切，发怒、紧张，可导致胃肌收缩、微小血管痉挛、胃自身保护修复机能减退、胃酸分泌亢进等变化。患者一定要思想达观、精神松弛、心情愉快。在临床上，由于精神因素加重或诱发慢性胃炎者屡见不鲜，故在日常生活中保持情志的舒畅对慢性胃炎的治疗和康复有着重要的意义。

饮食不节可直接导致胃炎发生，故患者要特别注意饮食调养。首先应忌食生冷辛辣之品，煎炸难消化的食品也不宜多吃。饮食宜软易消化，避免过于粗糙、过于浓烈的香辛调料和过热饮食。进食习惯要养成细嚼慢咽，以达到易于消化、减轻对胃黏膜刺激的目的。少吃盐渍、烟熏、不新鲜的食物。每餐饮食以七分饱为宜，不宜吃得过饱，更不宜多吃煎炸难消化食品。

# 呕吐

呕吐是临床常见的症状，胃脏内的容物反入食管，经口吐出的一种反射动作。呕吐之前，多有恶心、干呕等先兆，所以一个呕吐动作可分为三阶段，即恶心、干呕和呕吐。呕吐为人体本能的保护作用，能够将胃脏内的有害物质吐出，但是持续剧烈的呕吐则会对人体产生伤害。

根据呕吐胃失和降，胃气上逆的基本病机，其治疗原则为和胃降逆止呕。但应分虚实辨证论治，实者重在祛邪，分别施以解表、消食、化痰、理气之法，辅以和胃降逆之品以求邪去胃安呕止之效；虚者重在扶正，分别施以益气、温阳、养阴之法，辅以降逆止呕之药，以求正复、胃和、呕止之功；虚实并见者，则予攻补兼施。

## ◆【辨证论治】

| 论治\证型 | 外邪犯胃 | 饮食停滞 | 脾胃虚弱 | 胃阴不足 |
|---|---|---|---|---|
| 脉象 | 脉濡缓 | 脉滑实 | 脉濡弱 | 脉细数 |
| 症状 | 呕吐食物，吐出有力，突然发生，起病较急，常伴有恶寒发热，胸脘满闷，不思饮食，舌苔白。 | 呕吐物酸腐，脘腹胀满拒按，嗳气厌食，得食更甚，吐后反快，大便或溏或结，气味臭秽，苔厚腻。 | 饮食稍有不慎，或稍有劳倦，即易呕吐，时作时止，胃纳不佳，脘腹痞闷，口淡不渴，面白少华，倦怠乏力，舌淡，苔薄白。 | 呕吐反复发作，但呕吐量不多，或仅吐唾涎沫，时作干呕，口燥咽干，胃中嘈杂，似饥而不欲食，舌红少津。 |
| 治法 | 解表化湿，理气和中 | 消食和胃 | 健脾和胃，理气止痛 | 清养肺胃，降逆下气 |
| 代表方剂 | 藿香正气散 | 保和丸 | 香砂六君子汤 | 麦门冬汤 |

# 第7章 辨脉诊治脾胃肠病症

| 方解 | 本方为治外感风寒、内伤湿滞的常用方。方中藿香、紫苏、白芷芳香化浊,疏邪解表;厚朴、大腹皮理气除满;白术、茯苓、甘草健脾化湿;陈皮、半夏和胃降逆,共奏疏邪解表,和胃降逆止呕之功。若风邪偏重,寒热无汗,可酌加荆芥、防风以疏风散寒;若见胸闷腹胀嗳腐,为兼食滞,可酌加鸡内金、神曲、莱菔子以消积化滞;身痛、腰痛、头身困重,苔厚腻者,为兼外湿,可酌加羌活、独活、苍术以除湿健脾;若暑邪犯胃,身热汗出,可用新加香薷饮以解暑化湿;若秽浊犯胃,呕吐甚剧,可吞服玉枢丹以辟秽止呕;若风热犯胃、头痛身热可用银翘散去桔梗之升提,加陈皮、竹茹疏风清热,和胃降逆。 | 方中神曲、山楂、莱菔子消食化滞,陈皮、半夏、茯苓和胃降逆,连翘清散积热。尚可酌加谷芽、麦芽、鸡内金等消食健胃;若积滞化热,腹胀便秘,可用小承气汤以通腑泄热,使浊气下行,呕吐自止;若食已即吐,口臭干渴,胃中积热上冲,可用竹茹汤清胃降逆;若误食不洁、酸腐食物,而见腹中疼痛,胀满欲吐而不得者,可因势利导,用压舌板探吐祛邪。<br><br>本方虽由消导药为主组成,但药力较缓,宜于食积之伤胃轻证者;脾虚食滞者不宜单独应用。 | 方中人参、茯苓、白术、甘草健脾益气,砂仁、木香理气和中,陈皮、半夏和胃降逆。尚可酌加丁香、吴茱萸以和胃降逆;若脾阳不振,畏寒肢冷,可酌加干姜、附子,或用附子理中丸温中健脾;若胃虚气逆,心下痞硬,干噫,可用旋覆代赭汤降逆止呕;若中气大亏,少气乏力,可用补中益气汤补中益气;若病久及肾,肾阳不足,腰膝酸软,肢冷汗出,可用附子理中汤加肉桂、吴茱萸等温补脾肾。 | 方中人参、麦冬、粳米、甘草滋养胃阴,半夏降逆止呕,大枣补脾和胃生津。阴虚甚,五心烦热者,可酌加石斛、天花粉、知母养阴清热;若呕吐较甚,可酌加橘皮、竹茹、枇杷叶以降逆止呕;若阴虚便秘,可酌加火麻仁、瓜蒌仁、白蜜润肠通便。 |

## ◆【预防与调摄】

起居有常,生活有节,避免风寒暑湿外邪侵袭。保持心情舒畅,避免精神刺激,对肝气犯胃者,尤当注意。饮食方面也应注意调理,脾胃素虚者,饮食不宜过多,同时勿食生冷瓜果等,禁服寒凉药物;若胃中有热者,忌食肥甘厚腻、辛辣香燥、醇酒等物品,禁服温燥药物,戒烟;对呕吐不止的患者,应卧床休息,密切观察病情变化。服药时,尽量选择刺激性气味小的,否则随服随呕,更伤胃气。服药方法,应少量频服为佳,以减少胃的负担。根据患者情况,以热饮为宜,并可加入少量生姜或生姜汁,以免格拒难下,逆而复出。

# § 呃逆 §

呃逆就是人们常说的打嗝，西医叫作膈肌痉挛。当膈肌、膈神经、迷走神经或中枢神经等受到刺激后，一侧或双侧膈肌常发生阵发性的痉挛，于是出现打嗝现象。如果膈肌持续痉挛超过48小时未停止者，为顽固性呃逆。呃逆除了让患者感到不适外，还会影响到周围的人。如果患者有心肺方面的疾患，则会影响到呼吸功能，危害性更大。

## ◆【辨证论治】

### 1. 实证

| 证型<br>论治 | 胃中寒冷 | 胃火上逆 | 气机郁滞 |
| --- | --- | --- | --- |
| 脉象 | 脉迟缓 | 脉滑数 | 脉弦 |
| 症状 | 呃声沉缓有力，胸膈及胃脘不舒，得热则减，遇寒则甚，进食减少，口淡不渴，舌苔白。 | 呃声洪亮有力，冲逆而出，口臭烦渴，多喜饮冷，脘腹满闷，大便秘结，小便短赤，苔黄燥。 | 呃逆连声，常因情志不畅而诱发或加重，胸胁满闷，脘腹胀满，纳减嗳气，肠鸣矢气，苔薄白。 |
| 治法 | 温中散寒，降逆止呃 | 清热和胃，降逆止呃 | 顺气解郁，降逆止呃 |
| 代表方剂 | 丁香散 | 竹叶石膏汤 | 五磨饮子 |
| 方解 | 方中丁香、柿蒂降逆止呃，高良姜、甘草温中散寒。寒气较重，胸脘胀痛者，酌加吴茱萸、肉桂、乌药散寒降逆；寒凝食滞，脘闷嗳腐者，酌加莱菔子、槟榔、半夏行气导滞；寒凝气滞，脘腹痞满者，酌加枳壳、厚朴、陈皮。 | 本方为治疗热病后期、余热未清、气阴耗伤的常用方。方中竹叶、生石膏清泻胃火，人参（易沙参）、麦冬养胃生津，半夏和胃降逆，粳米、甘草调养胃气。可酌加竹茹、柿蒂以助降逆止呃之力。腑气不通，痞满便秘者，可用小承气汤通腑泄热，亦可酌加丁香、柿蒂，使腑气通，胃气降，呃逆自止。 | 方中木香、乌药解郁顺气，枳壳、沉香、槟榔宽中行气。可酌加丁香、代赭石降逆止呃，川楝子、郁金疏肝解郁。心烦口苦，气郁化热者，加山栀子、黄连泄肝和胃；气逆痰阻，昏眩恶心者，可用旋覆代赭汤降逆化痰；痰涎壅盛，胸胁满闷，便秘，苔浊腻者，可用礞石滚痰丸泻火逐痰。 |

## 第7章 辨脉诊治脾胃肠病症

### 2. 虚证

| 证型<br>论治 | 脾胃阳虚 | 胃阴不足 |
|---|---|---|
| 脉象 | 脉细弱 | 脉细数 |
| 症状 | 呃声低长无力，气不得续，泛吐清水，脘腹不舒，喜温喜按，面色㿠白，手足不温，食少乏力，大便溏薄，舌淡，苔薄白。 | 呃声短促而不得续，口干咽燥，烦躁不安，不思饮食，或食后饱胀，大便干结，舌红，苔少而干。 |
| 治法 | 温补脾胃，和中降逆 | 益胃养阴，和胃止呃 |
| 代表方剂 | 理中汤 | 益胃汤 |
| 方解 | 方中人参、白术、甘草甘温益气，干姜温中散寒。可酌加吴茱萸、丁香温胃平呃，内寒重者，可酌加附子、肉桂；嗳腐吞酸，夹有食滞者，可酌加神曲、麦芽；脘腹胀满，脾虚气滞者，可酌加香附、木香；呃声难续，气短乏力，中气大亏者，可用补中益气汤；病久及肾，肾失摄纳，腰膝酸软，呃声难续者，辨清肾阴虚、肾阳虚而分别选用七味都气丸、金匮肾气丸。 | 方中沙参、麦冬、玉竹、生地黄甘寒生津，滋养胃阴。可酌加炙枇杷叶、柿蒂、刀豆子以助降逆止呃之力。神疲乏力，气阴两虚者，可酌加人参、白术、山药；咽喉不利，胃火上炎者，可用麦门冬汤；久病及肾，腰膝酸软，五心烦热，肝肾阴虚，相火挟冲气上逆者，可用大补阴丸加减。 |

### ◆【预防与调摄】

应保持精神舒畅，避免过喜、暴怒等精神刺激；避免外邪侵袭；饮食宜清淡，忌食生冷、辛辣，避免饥饱失常。发作时应进食易消化食物，半流饮食。

### ◆ 治疗打嗝的小方法

日常生活中，有一些快速止打嗝的小方法，吃糖就是其中之一。打嗝发作时，吞一勺糖在嘴里，不配水。这种方法很有效。糖会止嗝的原因可能是它阻止了膈肌的间歇性收缩，让膈肌安静下来。

弯腰喝水也能止嗝。打嗝时，取一大杯水，身体向前弯曲，然后从杯子的另一边喝水，效果甚佳。还可以尝试憋气或吐气的方法。短暂屏住呼吸，或做缓慢地吐气。

喝醋也能止嗝。嗝声连连时，取一勺醋喝下，效果显著。

# 泄泻

泄泻是以大便次数增多,粪质稀薄,甚至泻出如水样为临床特征的一种脾胃肠病证。泄与泻在病情上有一定区别,粪出少而势缓,若漏泄之状者为泄;粪大出而势直无阻,若倾泻之状者为泻,然近代多泄、泻并称,统称为泄泻。

泄泻以大便清稀为临床特征,或大便次数增多,粪质清稀;或便次不多,但粪质清稀,甚至如水状;或大便清薄,完谷不化,便中无脓血。泄泻之量或多或少,泄泻之势或缓或急。常兼有脘腹不适,腹胀腹痛肠鸣,食少纳呆,小便不利等症状。起病或缓或急,常有反复发作史。常由外感寒热湿邪,内伤饮食情志,劳倦,脏腑功用失调等诱发或加重。

泄泻是一种常见的脾胃肠病证,一年四季均可发生,但以夏秋两季较为多见。中医药治疗本病有较好的疗效。

◆【辨证论治】

1. 急性泄泻

| 证型<br>论治 | 寒湿泄泻 | 湿热泄泻 | 伤食泄泻 |
|---|---|---|---|
| 脉象 | 脉浮或濡缓 | 脉滑数或濡数 | 脉滑 |
| 症状 | 泄泻清稀,甚则如水样,腹痛肠鸣,脘闷食少,苔白腻,脉濡缓。若兼外感风寒,则恶寒发热头痛,肢体酸痛,苔薄白。 | 泄泻腹痛,泻下急迫,或泻而不爽,大便色黄褐,气味臭秽,肛门灼热,或身热口渴,小便短黄,苔黄腻。 | 泻下稀便,臭如败卵,伴有不消化食物,脘腹胀满,腹痛肠鸣,泻后痛减,嗳腐酸臭,不思饮食,苔垢浊或厚腻。 |
| 治法 | 芳香化湿,解表散寒 | 清肠利湿 | 消食导滞 |
| 代表方剂 | 藿香正气散 | 葛根黄芩黄连汤 | 保和丸 |

## 第7章 辨脉诊治脾胃肠病症

| 方解 | 方中藿香解表散寒，芳香化湿，白术、茯苓、陈皮、半夏健脾除湿，厚朴、大腹皮理气除满，紫苏、白芷解表散寒，桔梗宣肺以化湿。若表邪偏重，寒热身痛，可加荆芥、防风，或用荆防败毒散；若湿邪偏重，或寒湿在里，腹胀肠鸣，小便不利，苔白厚腻，可用胃苓汤健脾燥湿，化气利湿；寒重于湿，腹胀冷痛者，可用理中丸加味。 | 该方是治疗湿热泄泻的常用方剂。方中葛根解肌清热，煨用能升清止泻，黄芩、黄连苦寒清热燥湿，甘草甘缓和中。若热偏重，可酌加金银花、马齿苋以增清热解毒之力；若湿偏重，症见胸脘满闷，口不渴，苔微黄厚腻者，可酌加薏苡仁、厚朴、茯苓、泽泻、车前子以增清热利湿之力；夹食者可酌加神曲、山楂、麦芽；如有发热头痛，脉浮等风热表证，可酌加金银花、连翘、薄荷；如在夏暑期间，症见发热头重，烦渴自汗，小便短赤，脉濡数等，为暑湿侵袭，表里同病，可用新加香薷饮合六一散以解暑清热，利湿止泻。 | 方中神曲、山楂、莱菔子消食和胃，半夏、陈皮和胃降逆，茯苓健脾祛湿，连翘清热散结。食滞较重，脘腹胀满，泻而不畅者，可因势利导，据通因通用的原则，可酌加大黄、枳实、槟榔，或用枳实导滞丸，推荡积滞，使邪有出路，达到祛邪安正的目的。 |

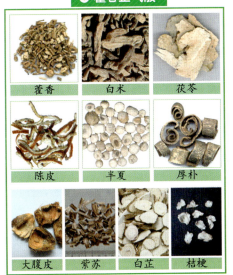

藿香正气散：藿香、白术、茯苓、陈皮、半夏、厚朴、大腹皮、紫苏、白芷、桔梗

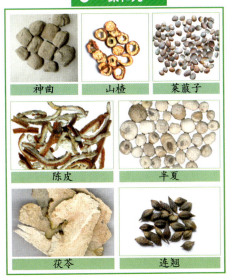

保和丸：神曲、山楂、莱菔子、陈皮、半夏、茯苓、连翘

## 2. 慢性泄泻

| 论治\证型 | 脾虚泄泻 | 肾虚泄泻 | 肝郁泄泻 |
|---|---|---|---|
| 脉象 | 脉细弱 | 脉细弱 | 脉弦 |
| 症状 | 因稍进油腻食物或饮食稍多，大便次数即明显增多而发生泄泻，伴有不消化的食物，大便时泻时溏，迁延反复，饮食减少，食后脘闷不舒，面色萎黄，神疲倦怠，舌淡苔白。 | 黎明之前脐腹作痛，肠鸣即泻，泻下完谷，泻后即安，小腹冷痛，形寒肢冷，腰膝酸软，舌淡苔白。 | 每逢抑郁恼怒，或情绪紧张之时，即发生腹痛泄泻，腹中雷鸣，攻窜作痛，腹痛即泻，泻后痛减，矢气频作，胸胁胀闷，嗳气食少，舌淡。 |
| 治法 | 健脾益气，和胃渗湿 | 温补脾肾，固涩止泻 | 抑肝扶脾，调中止泻 |
| 代表方剂 | 参苓白术散 | 四神丸 | 痛泻要方 |
| 方解 | 方中人参、白术、茯苓、甘草健脾益气，砂仁、桔梗、白扁豆、山药、莲子肉、薏苡仁理气健脾化湿。脾阳虚衰，阴寒内盛，症见腹中冷痛，喜温喜按，手足不温，大便溏秽者，可用附子理中汤以温中散寒；久泻不愈，中气下陷，症见短气肛坠，时时欲便，解时快利，甚则脱肛者，可用补中益气汤，减当归，并重用黄芪、党参以益气升清，健脾止泻。 | 方中补骨脂温阳补肾，吴茱萸温中散寒，肉豆蔻、五味子收涩止泻。可酌加附子、炮姜，或合金匮肾气丸温补脾肾。若年老体弱，久泻不止，中气下陷，酌加黄芪、党参、白术益气升阳健脾，亦可合桃花汤固涩止泻。 | 方中白芍养血柔肝，白术健脾补虚，陈皮理气醒脾，防风升清止泻。若肝郁气滞，胸胁脘腹胀痛，可酌加柴胡、枳壳、香附；脾虚明显，神疲食少者，酌加黄芪、党参、白扁豆；若久泻不止，可酌加酸收之品，如乌梅、五倍子、石榴皮等。 |

◆ 【预防与调摄】

平时要养成良好的卫生习惯，不饮生水，忌食腐馊变质的食物，少食生冷瓜果；居处冷暖适宜；并可结合食疗健脾益胃。一些急性泄泻患者可暂禁食，以利于病情的恢复；对重度泄泻者，应注意防止津液亏损，及时补充体液。一般情况下可给予流质或半流质饮食。

# 第7章 辨脉诊治脾胃肠病症

## § 痢疾 §

痢疾是以痢下赤白脓血，腹痛，里急后重为临床特征。主要病因是外感时邪疫毒，内伤饮食不洁。病位在肠，与脾胃有密切关系。病机为湿热、疫毒、寒湿结于肠腑，气血壅滞，脂膜血络受损，化为脓血，大肠传导失司，发为痢疾。暴痢多实证，久痢多虚证。痢疾的治疗，初痢宜通，久痢宜涩，热痢宜清，寒痢宜温，寒热虚实夹杂者宜通涩兼施、温清并用。对具传染性的细菌性痢疾和阿米巴痢疾，应重在预防，控制传染。

◆ 【辨证论治】

| 论治\证型 | 湿热痢 | 疫毒痢 | 虚寒痢 | 休息痢 |
| --- | --- | --- | --- | --- |
| 脉象 | 脉滑数 | 脉弦数或微细欲绝 | 脉沉细而弱 | 脉濡软或虚数 |
| 症状 | 腹痛阵阵，痛而拒按，便后腹痛暂缓，痢下赤白脓血，黏稠如胶冻，腥臭，肛门灼热，小便短赤，舌苔黄腻。 | 发病急骤，腹痛剧烈，里急后重，痢下鲜紫脓血，呕吐频繁，寒战壮热，头痛，烦躁，精神萎靡，甚至四肢厥冷，神志昏蒙，或神昏不清，惊厥抽搐，瞳仁大小不等，舌红绛，苔黄腻或燥，脉滑数或微细欲绝。临床亦可下痢不重而全身症状重者，突然出现高热，神昏谵语，呕吐，喘逆，四肢厥冷，舌红苔干。 | 久痢缠绵不已，痢下赤白清稀或白色胶冻，无腥臭，甚则滑脱不禁，腹部隐痛，喜按喜温，肛门坠胀，或虚坐努责，便后更甚，食少神疲，形寒畏冷，四肢不温，腰膝酸软，舌淡苔薄白。 | 下痢时发时止，日久难愈，常因饮食不当、感受外邪或劳累而诱发。发作时，大便次数增多，便中带有赤白胶冻，腹痛，里急后重，症状一般不及初痢、暴痢程度重。下痢休止时，常有腹胀食少，倦怠怯冷，舌淡苔腻。 |
| 治法 | 清热燥湿，调气和血 | 清热解毒，凉血止痢 | 温中补虚，涩肠止痢 | 温中清肠、调气化滞 |

117

| 代表方剂 | 芍药汤加减 | 白头翁汤合芍药汤加减 | 桃花汤合真人养脏汤加减 | 连理汤加味 |
|---|---|---|---|---|
| 方解 | 方中黄芩、黄连清热燥湿，解毒止痢；大黄、槟榔荡热去滞，通因通用；木香、槟榔调气行滞；当归、芍药、甘草行血和营，缓急止痛；肉桂辛温，反佐黄芩、黄连。大黄之苦寒，共成辛开苦降之势，以散邪气之结滞。痢疾初起，去肉桂，酌加金银花、穿心莲等以加强清热解毒之力。有表证者，酌加荆芥、防风解表散邪，或用荆防败毒散，逆流挽舟；兼食滞者，酌加莱菔子、山楂、神曲消食导滞；痢下赤多白少，肛门灼热，口渴喜冷饮，热重于湿者，酌加白头翁、黄柏、秦皮直清里热；痢下白多赤少，舌苔白腻，湿重于热者，去黄芩、当归，酌加茯苓、苍术、厚朴、陈皮等运脾燥湿；痢下鲜红者，酌加地榆、牡丹皮、仙鹤草、侧柏叶等凉血止血。<br><br>湿热痢，也可用成药香连丸治疗。 | 本方以白头翁清热解毒凉血，配黄连、黄芩、黄柏、秦皮清热解毒化湿；当归、芍药行血；木香、槟榔、大黄行气导滞。临床可酌加金银花、牡丹皮、地榆、穿心莲、贯众等以加强清热解毒之功。高热神昏，热毒入营者，合犀角地黄汤，另服神犀丹或紫雪丹以清营开窍；痉厥抽搐者，加钩藤、石决明、生地黄等息风镇痉，壮热神昏，烦躁惊厥而下痢不甚者，合大承气汤清热解毒，荡涤内闭；症见面色苍白、四肢厥冷而冷汗出，唇指紫暗，尿少，脉细欲绝，加用生脉（或参麦）注射液、参附青注射液静脉滴注或推注，以益气固脱。<br><br>疫毒痢（或湿热痢）可用白头翁汤加大黄，煎水保留灌肠配合治疗，以增强涤泻邪毒之功用。若厥脱、神昏、惊厥同时出现者，则最为险候，必须采用综合性抢救措施，中西医结合治疗，以挽其危急。 | 两方以人参或党参、白术、粳米益气健脾；干姜、肉桂温阳散寒；当归、芍药和血缓急止痛；木香行气导滞；赤石脂、诃子、罂粟壳、肉豆蔻收涩固脱，两方合用，兼具温补、收涩、固脱之功，颇合病情。肾阳虚衰者，酌加附子、补骨脂温补肾阳；肛门下坠者，去木香，酌加黄芪、升麻益气举陷；下痢不爽者，减用收涩之品；滑脱不禁者，酌加芡实、莲子、龙骨、牡蛎收敛固脱。<br><br>虚寒痢，也可配合成药理中丸、归脾丸治疗。 | 本方以人参、白术、干姜、甘草温中健脾；黄连清除肠中余邪。酌加木香、槟榔、枳实调气行滞；酌加当归和血。发作期，偏湿热者，酌加白头翁、黄柏清湿热；偏寒湿者，酌加苍术、草果温中化湿。 |

# 第7章 辨脉诊治脾胃肠病症

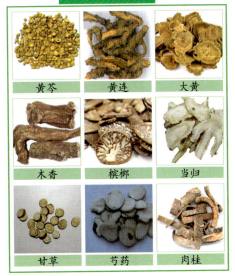

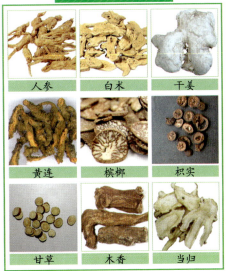

◆ 【预防与调摄】

1. 对于具有传染性的细菌性及阿米巴痢疾,应采取积极有效的预防措施,以控制痢疾的传播和流行,如防止水源污染,加强饮食安全,消灭苍蝇等。

2. 在痢疾流行季节,可适当食用生蒜瓣,每次1～3瓣,每日2～3次;或将大蒜瓣放入菜食之中食用;亦可用马齿苋、绿豆适量,煎汤饮用,对防止感染有一定作用。

3. 痢疾患者,须适当禁食,待病情稳定后,予清淡饮食为宜,忌食油腻荤腥之品。

# 疟疾

疟疾是经蚊叮咬或输入带疟原虫者的血液而感染疟原虫所引起的虫媒传染病。寄生于人体的疟原虫共有四种，即间日疟原虫，三日疟原虫，恶性疟原虫和卵形疟原虫。在我国主要是间日疟原虫和恶性疟原虫；其他二种少见，近年偶见国外输入的一些病例。不同的疟原虫分别引起间日疟、三日疟、恶性疟及卵圆疟。本病主要表现为周期性规律发作，全身发冷、发热、多汗，长期多次发作后，可引起贫血和脾肿大。

◆【辨证论治】

| 论治\证型 | 正疟 | 温疟 | 寒疟 | 热瘴 |
|---|---|---|---|---|
| 脉象 | 脉弦 | 脉弦数 | 脉弦 | 脉洪数或弦数 |
| 症状 | 先有呵欠乏力，继则寒栗鼓颔，寒止则内外皆热，头痛面赤，口渴引饮，终则遍身汗出，热退身凉，舌红，苔薄白或黄腻。 | 寒少热多，汗出不畅，头痛，骨节酸疼，口渴引饮，尿赤便秘，舌红，苔黄。 | 寒多热少，口不渴，胸脘痞闷，神疲体倦，舌苔白腻。 | 寒微热甚，或壮热不寒，头痛，肢体烦疼，面红目赤，胸闷呕吐，烦渴饮冷，大便秘结，小便热赤，甚至神昏谵语。舌红绛，苔黄腻或垢黑。 |
| 治法 | 祛邪截疟，和解表里 | 清热通络，和营卫 | 和解表里，温阳达邪 | 解毒除瘴，清热保津 |
| 代表方剂 | 柴胡截疟饮加减 | 白虎加桂枝汤 | 柴胡桂枝干姜汤 | 清瘴汤 |
| 方解 | 方中以小柴胡汤和解表里，导邪外出；常山、槟榔祛邪截疟；配合乌梅生津和胃，以减轻常山致吐的副作用。 | 方中以白虎汤清热生津，桂枝疏风散寒。可酌加青蒿、柴胡以 | 方中以柴胡、黄芩和解表里，桂枝、干姜、甘草温阳达邪，天花粉、牡蛎散结 | 清瘴汤为近代用于瘴疟的验方，具有祛邪除瘴、清热解毒、清胆和胃的作用。方中以青蒿、常山解毒除瘴；黄连、黄芩、知母、柴胡清热解毒；半夏、茯苓、 |

## 第7章 辨脉诊治脾胃肠病症

| | | | | |
|---|---|---|---|---|
| 方解 | 口渴甚者,可加葛根、石斛生津止渴;胸脘痞闷、苔腻者,去滞气碍湿之参枣,酌加苍术、厚朴、青皮理气化湿;烦渴、苔黄、脉弦数,为热盛于里,去辛温补中之参、姜、枣,加石膏、天花粉清热生津。 | 和解祛邪;津伤较甚,口渴引饮者,酌加生地黄、麦冬、石斛养阴生津。 | 软坚。可酌加蜀漆或常山祛邪截疟。脘腹痞闷,舌苔白腻者,为寒湿内盛,酌加草果、厚朴、陈皮理气化湿,温运脾胃。 | 陈皮、竹茹、枳实清胆和胃;滑石、甘草、朱砂清热利水除烦。<br>若壮热不寒,酌加生石膏清热泻火;口渴心烦,舌红少津为热甚津伤,酌加生地黄、玄参、石斛、玉竹清热养阴生津;神昏谵语,为热毒蒙蔽心神,急加安宫牛黄丸或紫雪丹清心开窍。 |

### 白虎加桂枝汤

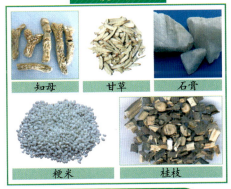

知母　甘草　石膏　粳米　桂枝

### 柴胡桂枝干姜汤加味

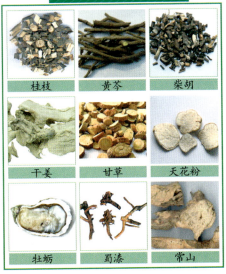

桂枝　黄芩　柴胡　干姜　甘草　天花粉　牡蛎　蜀漆　常山

### 清瘴汤

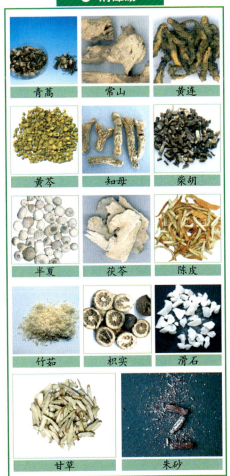

青蒿　常山　黄连　黄芩　知母　柴胡　半夏　茯苓　陈皮　竹茹　枳实　滑石　甘草　朱砂

| 证型论治 | 冷瘴 | 劳疟 | 疟母 |
|---|---|---|---|
| 脉象 | 脉弦 | 脉细无力 | 脉细涩 |
| 症状 | 寒甚热微，或但寒不热，或呕吐腹泻，甚则神昏不语，苔白厚腻。 | 倦怠乏力，短气懒言，食少，面色萎黄，形体消瘦，遇劳则复发疟疾，寒热时作，舌淡。 | 久疟不愈，胁下结块，触之有形，按之压痛，或胁肋胀痛，舌紫暗，有瘀斑。 |
| 治法 | 行气化湿，和胃止呕 | 补气血，截虚疟 | 行气活血，软坚消癥 |
| 代表方剂 | 加味金不换正气散 | 何人饮 | 鳖甲煎丸 |
| 方解 | 加味金不换正气散有芳化湿浊，健脾理气之效。方中以苍术、厚朴、陈皮、甘草燥湿运脾；藿香、半夏、佩兰、荷叶芳香化浊，降逆止呕；槟榔、草果理气除湿；石菖蒲豁痰宣窍。神昏谵语合用苏合香丸芳香开窍；但寒不热，四肢厥冷，脉弱无力，为阳虚气脱，加人参、附子、干姜益气温阳固脱。 | 方中以人参益气扶正，制何首乌、当归补益精血，陈皮、生姜理气和中。在疟发之时，寒热时作者，应加青蒿或常山祛邪截疟；食少面黄，消瘦乏力者，可酌加黄芪、白术、枸杞子增强益气健脾养血之功。 | 方中取鳖甲入肝软坚化癥，灶下灰消癥祛积，清酒活血通经，三者混为一体，共奏活血化瘀、软坚消癥之效；复以赤硝、大黄、䗪虫、蜣螂、鼠妇攻逐之品以助破血消癥之力；柴胡、黄芩、白芍和少阳而条肝气，厚朴、乌扇（射干）、葶苈子、半夏行郁气而消痰癖，干姜、桂枝温中，与黄芩相伍，辛开苦降而调解寒热，人参、阿胶补气养血而扶正气；桃仁、牡丹皮、凌霄花、露蜂房活血化瘀而去干血；再以瞿麦、石韦利水祛湿。综观全方，药物虽似庞杂，但体现了寒热并用、攻补兼施、气血津液同治的配伍特点。诸法兼备，确为消癥之良剂。 |

◆ **【预防调护】**

疟疾的预防，指对易感人群的防护。包括个体预防和群体预防。个体预防系疟区居民或短期进入疟区，为了防蚊叮咬、防止发病或减轻临床症状而采取的防护措施。群体预防是对高疟区、爆发流行区或大批进入疟区较长期居住的人群，除包括含个体预防的目的外，还要防止传播。要根据传播途径的薄弱环节，选择经济、有效，且易为群众接受的防护措施。

# 第7章 辨脉诊治脾胃肠病症

## § 便秘 §

粪便在肠道内滞留时间过长,粪便内所含的水分被过度吸收,以致粪便过于干燥、坚硬,排出困难,正常排便规律被打乱,每2～3日甚至更长时间才排便1次,严重者排出的粪便形状像羊屎或兔屎样,呈球状,称为便秘。

便秘致病原因有许多种,主要原因是:生活、工作紧张,环境改变,导致排便习惯和规律被破坏;饮食结构改变,高热量、高营养物质摄入过多,粗纤维摄入过少,导致排便次数减少或无规律;滥用泻药或依赖药物排便,如此恶性循环导致肠蠕动无力和肠道干燥;等等。总之,治疗便秘时宜清热泻火,顺气导滞,益气养血润肠。另外,患者平日应多食新鲜蔬菜、水果,保持精神愉快,养成定时排便的习惯。

◆ 【辨证论治】

1. 实秘

| 证型<br>论治 | 肠胃积热 | 气机郁滞 | 阴寒积滞 |
|---|---|---|---|
| 脉象 | 脉滑数 | 脉弦 | 脉弦紧 |
| 症状 | 大便干结,腹胀腹痛,面红身热,口干口臭,心烦不安,小便短赤,舌红苔黄燥。 | 大便干结,或不甚干结,欲便不得出,或便而不畅,肠鸣矢气,腹中胀痛,胸胁满闷,嗳气频作,饮食减少,舌苔薄腻。 | 大便艰涩,腹痛拘急,胀满拒按,胁下偏痛,手足不温,呃逆呕吐,舌苔白腻。 |
| 治法 | 泄热导滞,润肠通便 | 顺气导滞 | 温里散寒,通便导滞 |
| 代表方剂 | 麻子仁丸 | 六磨汤 | 大黄附子汤 |
| 方解 | 方中大黄、枳实、厚朴通腑泄热,火麻仁、杏仁、白蜜润肠通便,芍药养阴和营。此方泻而不峻,润而不腻,有通腑气而行津液之效。若津液已伤,可加生地黄、玄 | 方中木香调气,乌药顺气,沉香降气,大黄、槟榔、枳实破气行滞。可酌加厚朴、香附、柴胡、莱菔子、炙枇杷叶以助理气之功。若气郁日久,郁而化火,可酌 | 方中附子温阳散寒,大黄荡除积滞,细辛散寒止痛。腹部胀满、舌苔厚腻、积滞较重者,可酌加木香、厚朴以加强行气导滞的作用;腹 |

| | |
|---|---|
| 方解 | 参、麦冬以养阴生津；若兼郁怒伤肝，易怒目赤者，加服更衣丸以清肝通便；若燥热不甚，或药后通而不爽者，可用青麟丸以通腑缓下，以免再便秘。<br><br>本方虽为润肠缓下之剂，但含有攻下破滞之品，故年老体虚、津亏血少者不宜常服，孕妇慎用。 | 加黄芩、山栀子、龙胆草清肝泻火；若气逆呕吐者，可加半夏、旋覆花、代赭石；若七情郁结，忧郁寡言者，酌加白芍、柴胡、合欢皮疏肝解郁；若跌仆损伤，腹部术后，便秘不通，属气滞血瘀者，可加桃仁、红花、赤芍之类活血化瘀。 | 痛甚者，可酌加肉桂以温里止痛；体虚较甚，可酌加当归、党参以益气养血。<br><br>使用时大黄用量一般不超过附子。 |

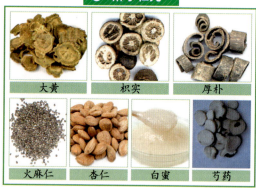

麻子仁丸：大黄、枳实、厚朴、火麻仁、杏仁、白蜜、芍药

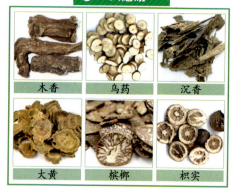

六磨汤：木香、乌药、沉香、大黄、槟榔、枳实

## 2. 虚秘

| 证型<br>论治 | 气虚 | 血虚 | 阴虚 | 阳虚 |
|---|---|---|---|---|
| 脉象 | 脉弱 | 脉细 | 脉细数 | 脉沉迟 |
| 症状 | 粪质并不干硬，也有便意，但临厕排便困难，需努挣方出，挣得汗出短气，便后乏力，体质虚弱，面白神疲，肢倦懒言，舌淡苔白。 | 大便干结，排出困难，面色无华，心悸气短，健忘，口唇色淡。 | 大便干结，如羊屎状，形体消瘦，头晕耳鸣，心烦失眠，潮热盗汗，腰酸膝软，舌红少苔。 | 大便或干或不干，皆排出困难，小便清长，面色㿠白，四肢不温，腹中冷痛，得热痛减，腰膝冷痛，舌淡苔白。 |

## 第7章 辨脉诊治脾胃肠病症

| 治法 | 补气润肠，健脾升阳 | 养血润肠 | 滋阴润肠通便 | 温阳润肠 |
|---|---|---|---|---|
| 代表方剂 | 黄芪汤 | 润肠丸 | 增液汤 | 济川煎 |
| 方解 | 方中黄芪大补脾肺之气，为方中主药，火麻仁、白蜜润肠通便，陈皮理气。若气虚较甚，可酌加人参、白术，"中气足则便尿如常"；气虚甚者，可选用红参；若气虚下陷脱肛者，则用补中益气汤；若肺气不足者，可加用生脉散；若日久肾气不足，可用大补元煎。 | 方中当归滋阴养血，麻子仁、桃仁润肠通便，大黄泻下。可加玄参、何首乌、枸杞子养血润肠。若兼气虚，可加白术、党参、黄芪益气生血，若血虚已复，大便仍干燥者，可用五仁丸润滑肠道。 | 本方为治疗津亏肠燥所致大便秘结的常用方，又是治疗多种内伤阴虚液亏证的基础方。方中玄参、麦冬、生地黄滋阴润肠，生津通便。可加芍药、玉竹、石斛以助养阴之力，加火麻仁、柏子仁、瓜蒌仁以增润肠之效。若胃阴不足，口干口渴者，可用益胃汤；若肾阴不足，腰酸膝软者，可用六味地黄丸。<br><br>本方增液有余，攻下不足，是为津液少而燥结不甚者而设，若阳明里实热结所致便秘，则非所宜，如津液不足，燥结正甚者亦非本方所能胜任。 | 本方为温润通便、治疗肾阳虚便秘的常用方。方中肉苁蓉、牛膝温补肾阳，润肠通便；当归养血润肠；升麻、泽泻升清降浊；枳壳宽肠下气。可加肉桂以增温阳之力。<br><br>若老人虚冷便秘，可用半硫丸；若脾阳不足，中焦虚寒，可用理中汤加当归、芍药；若肾阳不足，尚可选用金匮肾气丸或右归丸。 |

◆【预防与调摄】

应注意饮食调节，便干量少者，适当多食富含纤维素的粗粮、蔬菜、水果、避免辛辣燥火之食。增加体力活动，加强腹肌锻炼，避免久坐少动。应保持心情舒畅，戒忧思恼怒。养成定时排便的习惯。

# 腹痛

腹痛是指胃脘以下，耻骨毛际以上部位发生疼痛为主要表现的一种脾胃肠病证。多种原因导致脏腑气机不利，经脉气血阻滞，脏腑经络失养，皆可引起腹痛。文献中的"脐腹痛""小腹痛""少腹痛""环脐而痛""绕脐痛"等，均属本病范畴。

腹痛可由多种病因引起，且病因相互兼杂，互为因果，共同致病，以脏腑气机不利、经脉气血阻滞、脏腑经络失养、不通则痛为基本病机。腹痛病位在腹，诊断时应注意与胃痛，尤其是外科腹痛、妇科腹痛相鉴别。腹痛有大腹、胁腹、少腹、小腹之分，病变涉及脾、大小肠、肝胆、肾、膀胱等多脏腑，并涉及多经脉，在辨证时应综合考虑。腹痛的治疗以"通"为大法，进行辨证论治。实则泻之，虚则补之，热者寒之，寒者热之，滞者通之，瘀者散之，不得认为"通"即是单纯攻下。

◆ 【辨证论治】

| 论治\证型 | 气机郁滞 | 瘀血阻滞 | 中虚脏寒 |
|---|---|---|---|
| 脉象 | 脉弦 | 脉细涩 | 脉沉细 |
| 症状 | 脘腹疼痛，胀满不舒，痛引两胁，时聚时散，攻窜不定，得嗳气、矢气则舒，遇忧思恼怒则剧，苔薄白。 | 腹痛如锥如刺，痛势较剧，腹内或有结块，痛处固定而拒按，经久不愈，舌紫暗或有瘀斑。 | 腹痛绵绵，时作时止，痛时喜按，喜热恶冷，得温则舒，饥饿劳累后加重，得食或休息后减轻，神疲乏力，气短懒言，形寒肢冷，胃纳不佳，大便溏薄，面色不华，舌淡，苔薄白。 |
| 治法 | 疏肝解郁，理气止痛 | 活血化瘀，理气止痛 | 温中补虚，缓急止痛 |
| 代表方剂 | 柴胡疏肝散 | 少腹逐瘀汤 | 小建中汤 |

# 第7章 辨脉诊治脾胃肠病症

| 方解 | 方中柴胡、枳壳、香附、陈皮疏肝理气，芍药、甘草缓急止痛，川芎行气活血。若气滞较重，胁肋胀痛，加川楝子、郁金以助疏肝理气止痛之功；若痛引少腹睾丸，加橘核、川楝子以理气散结止痛；若腹痛肠鸣，气滞腹泻，可用痛泻要方以疏肝调脾，理气止痛；若少腹绞痛，阴囊寒疝，可用天台乌药散以暖肝温经，理气止痛；肠胃气滞，腹胀肠鸣较著，矢气即减者，可用四逆散合五磨饮子疏肝理气降气，调中止痛。 | 方中当归、川芎、赤芍养血活血，蒲黄、五灵脂、没药、延胡索化瘀止痛，小茴香、肉桂、干姜温经止痛。若瘀热互结，可去肉桂、干姜，酌加丹参、牡丹皮化瘀清热；若腹痛气滞明显，酌加香附、柴胡以行气解郁；若腹部术后作痛，可酌加泽兰、红花、三棱、莪术，并合用四逆散以增破气化瘀之力；若跌仆损伤作痛，可酌加丹参、王不留行，或服用三七粉、云南白药以活血化瘀；若少腹胀满刺痛，大便色黑，属下焦蓄血，可用桃核承气汤活血化瘀，通腑泄热。 | 方中桂枝、饴糖、生姜、大枣温中补虚，芍药、甘草缓急止痛。可酌加黄芪、茯苓、人参、白术助益气健脾之力，酌加吴茱萸、干姜、川椒、乌药助散寒理气之功；产后或失血后，症见血虚者，可酌加当归养血止痛；食少、饭后腹胀者，可酌加谷麦芽、鸡内金健胃消食；大便溏薄者，可酌加芡实、山药健脾止泻；若寒偏重，症见形寒肢冷，肠鸣便稀，手足不温，则用附子理中汤温中散寒止痛；腰酸膝软，夜尿增多者，酌加补骨脂、肉桂温补肾阳；腹中寒痛，呕吐肢冷者可用大建中汤温中散寒。 |

| 论治\证型 | 寒邪内阻 | 湿热积滞 | 饮食停滞 |
|---|---|---|---|
| 脉象 | 脉沉紧 | 脉滑数 | 脉滑 |
| 症状 | 腹痛急起，剧烈拘急，得温痛减，遇寒尤甚，恶寒身蜷，手足不温，口淡不渴，小便清长，大便可自，苔薄白。 | 腹部胀痛，痞满拒按，得热痛增，遇冷则减，胸闷不舒，烦渴喜冷饮，大便秘结，或溏滞不爽，身热自汗，小便短赤，苔黄燥或黄腻。 | 脘腹胀痛，疼痛拒按，嗳腐吞酸，厌食，痛而欲泻，泻后痛减，粪便奇臭，或大便秘结，舌苔厚腻。 |
| 治法 | 温里散寒，理气止痛 | 通腑泄热，行气导滞 | 消食导滞 |
| 代表方剂 | 良附丸合正气天香散 | 大承气汤 | 枳实导滞丸 |

| 方解 | 方中高良姜、干姜、紫苏温中散寒，乌药、香附、陈皮理气止痛。若腹中雷鸣切痛，胸胁逆满，呕吐，为寒气上逆，用附子粳米汤温中降逆；若腹中冷痛，周身疼痛，内外皆寒，用乌头桂枝汤温里散寒；若少腹拘急冷痛，寒滞肝脉，用暖肝煎暖肝散寒；若腹痛拘急，大便不通，寒实积聚，用大黄附子汤以泻寒积；若脐中痛不可忍，喜温喜按，为肾阳不足，寒邪内侵，用通脉四逆汤温通肾阳。 | 方中大黄苦寒泄热，攻下燥屎；芒硝咸寒润燥，软坚散结；厚朴、枳实破气导滞，消痞除满，四味相合，有峻下热结之功。本方适宜热结肠中，或热偏盛者。若燥结不甚，大便溏滞不爽，苔黄腻，湿象较显，可去芒硝，加山栀子、黄芩、黄柏苦寒清热燥湿；若少阳、阳明合病，两胁胀痛，大便秘结，可用大柴胡汤；若兼食积，可酌加莱菔子、山楂以消食导滞；病程迁延者，可酌加桃仁、赤芍以活血化瘀。 | 方中大黄、枳实、神曲消食导滞，黄芩、黄连、泽泻清热化湿，白术、茯苓健脾和胃。可酌加木香、莱菔子、槟榔以助消食理气之力。若食滞较轻，脘腹胀闷，可用保和丸消食化滞。若食积较重，也可用枳实导滞丸合保和丸化裁。 |

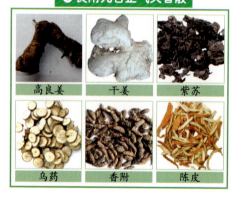

良附丸合正气天香散：高良姜、干姜、紫苏、乌药、香附、陈皮

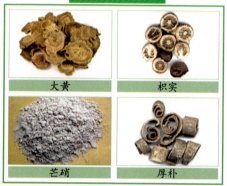

大承气汤：大黄、枳实、芒硝、厚朴

◆ 【预防与调摄】

腹痛预防与调摄的大要是节饮食，适寒温，调情志。寒痛者要注意保暖，虚痛者宜进食易消化食物，热痛者忌食肥甘厚味和醇酒辛辣，食积者注意节制饮食，气滞者要保持心情舒畅。

# 第8章
## 辨脉诊治肝胆病证

# § 胁痛 §

胁痛是以胁肋部疼痛为主要表现的一种肝胆病证。胁,指侧胸部,为腋以下至第十二肋骨部位的统称。本病以胁肋部疼痛为主要特征,其痛或发于一侧,或同时发于两胁。疼痛性质可表现为胀痛、窜痛、刺痛、隐痛,多为拒按,间有喜按者。常反复发作,一般初起疼痛较重,久之则胁肋部隐痛时发。

胁痛为临床常见病,主要证型有肝气郁结、瘀血阻络、湿热蕴结、肝阴不足等,病位在肝胆,基本病机为气滞、血瘀、湿热蕴结,肝胆疏泄不利,不通则痛,或肝阴不足,络脉失养,不荣则痛。以辨外感、内伤,在气、在血和辨虚、实为辨证要点。胁痛的治疗着眼于肝胆,分虚实而治。实证宜理气、活血通络、清热祛湿;虚证宜滋阴养血柔肝。临床上还应据"痛则不通","通则不痛"的理论,以及肝胆疏泄不利的基本病机,在各证中适当配伍疏肝利胆,理气通络之品。但应注意,对于香燥理气之品,不宜过量服用。

◆ 【辨证论治】

| 论治\证型 | 肝气郁结 | 瘀血阻络 | 湿热蕴结 | 肝阴不足 |
|---|---|---|---|---|
| 脉象 | 脉弦 | 脉沉弦 | 脉弦滑 | 脉弦细数 |
| 症状 | 胁肋胀痛,走窜不定,甚则连及胸背肩,情志不舒则痛增,胸闷、善太息,得嗳气则舒,饮食减少,脘腹胀满,舌苔薄白。 | 胁肋刺痛,痛处固定而拒按,疼痛持续不已,入夜尤甚,或胁下有积块,或面色晦暗,舌紫暗。 | 胁肋胀痛,触痛明显而拒按,或引及肩背,伴有脘闷纳呆,恶心呕吐,厌食油腻,口干口苦,腹胀尿少,或有黄疸,舌苔黄腻。 | 胁肋隐痛,绵绵不已,遇劳加重,口干咽燥,两目干涩,心中烦热,头晕目眩,舌红少苔。 |
| 治法 | 疏肝理气 | 活血化瘀,理气通络 | 清热利湿,理气通络 | 养阴柔肝,佐以理气通络 |
| 代表方剂 | 柴胡疏肝散 | 血府逐瘀汤 | 龙胆泻肝汤 | 一贯煎 |

# 第8章 辨脉诊治肝胆病证

| 方解 | 方中柴胡疏肝解郁，香附、枳壳、陈皮理气除胀，川芎活血行气通络，白芍、甘草缓急止痛，全方共奏疏肝理气止痛之功。若气滞及血，胁痛重，酌加郁金、川楝子、延胡索、青皮以增强理气活血止痛之功；若兼见心烦急躁，口干口苦，尿黄便干，舌红苔黄，脉弦数等气郁化火之象，酌加山栀子、黄芩、龙胆草等清肝之品；若伴胁痛、肠鸣、腹泻，为肝气横逆，脾失健运之证，酌加白术、茯苓、泽泻、薏苡仁以健脾止泻；若伴有恶心呕吐，是为肝胃不和，胃失和降，酌加半夏、陈皮、藿香、生姜等以和胃降逆止呕。 | 方用桃仁、红花、当归、生地黄、川芎、赤芍活血化瘀而养血，柴胡行气疏肝，桔梗开肺气，枳壳行气宽中，牛膝通利血脉，引血下行。若瘀血严重，有明显外伤史者，应以逐瘀为主，方选复元活血汤。方以大黄、桃仁、红花、穿山甲活血祛瘀，散结止痛，当归养血祛瘀，柴胡疏肝理气，天花粉消肿化痰，甘草缓急止痛，调和诸药。还可酌服三七粉，以助祛瘀生新之效。 | 方中龙胆草、山栀子、黄芩清肝泻火，柴胡疏肝理气，木通、泽泻、车前子清热利湿，生地黄、当归养血清热益肝。可酌加郁金、半夏、青皮、川楝子以疏肝和胃，理气止痛。便秘，腹胀满者为热重于湿，肠中津液耗伤，可酌加大黄、芒硝以泄热通便存阴。若白睛发黄，尿黄，发热口渴，可酌加茵陈、黄柏、金钱草以清热除湿，利胆退黄。迁延不愈者，可酌加三棱、莪术、丹参、当归尾活血化瘀。对于湿热蕴结的胁痛，祛邪务早，除邪务尽，以防湿热胶固，酿成热毒，导致治疗困难。 | 方中生地黄、枸杞子滋养肝肾，沙参、麦冬、当归滋阴养血柔肝，川楝子疏肝理气止痛。若两目干涩，视物昏花，可酌加决明子、女贞子；头晕目眩甚者，可酌加钩藤、天麻、菊花；若心中烦热，口苦甚，可酌加山栀子、丹参。肝阴不足所致胁痛，除久病体虚，失血等原因外，尚有因使用香燥理气之品太过所致者。一般说来，气滞作胀作痛，病者苦于疼痛胀急，但求一时之快，医者不察病起于虚，急于获效，以致香燥理气太过而伤肝阴，应引以为戒。 |

## ◆【预防与调摄】

胁痛与肝的疏泄功能失常有关。因此，精神愉快，情绪稳定，气机条达，对预防与治疗有着重要的作用。胁痛属于肝阴不足者，应注意休息，劳逸结合，多食蔬菜、水果、瘦肉等清淡而富有营养的食物。胁痛属于湿热蕴结者，尤应注意饮食，忌酒、忌辛辣肥甘之品、忌食生冷不洁之品。

# 黄疸

黄疸是以目黄、身黄、尿黄为主要特征的一种肝胆病证，其病因主要有外感时邪，湿热疫毒，饮食所伤，脾胃虚弱及肝胆结石、积块瘀阻等。其发病往往是内外因相兼为患，其中主要责之于湿邪，病位在脾胃肝胆，而且多是由脾胃累及肝胆。黄疸的基本病机是湿浊阻滞，脾胃肝胆功能失常，或结石、积块瘀阻胆道，致胆液不循常道，随血泛溢而成。其病理属性与脾胃阳气盛衰有关。中阳偏盛，湿从热化，则致湿热为患，发为阳黄；中阳不足，湿从寒化，则致寒湿为患，发为阴黄。至于急黄则为湿热夹时邪疫毒所致。阳黄和阴黄之间在一定条件下可以相互转化。辨证要点主要是辨阳黄与阴黄、阳黄湿热的偏重及急黄。治疗大法为祛湿利小便，健脾疏肝利胆。依湿从热化、寒化的不同，分别施以清热利湿和温中化湿之法；急黄则应在清热利湿的基础上，合用解毒凉血开窍之法；黄疸久病应注意扶助正气，如滋补脾肾、健脾益气等。各证均可适当配伍化瘀之品。同时要注意清热应护阳，不可过用苦寒；温阳应护阴，不可过用辛燥。黄疸消退之后，有时并不意味着病已痊愈，仍需善后治疗，做到除邪务尽。

◆ 【辨证论治】

1. 阳黄

| 证型<br>论治 | 湿热兼表 | 热重于湿 | 湿重于热 | 胆腑郁热 | 疫毒发黄 |
|---|---|---|---|---|---|
| 脉象 | 脉浮弦或弦数 | 脉弦滑或滑数 | 脉濡缓或弦滑 | 脉弦滑数 | 脉弦大或洪大 |
| 症状 | 黄疸初起，目白睛微黄或不明显，小便黄，脘腹满闷，不思饮食，伴有恶寒发热，头身重痛，乏力，舌苔黄腻。 | 初起目白睛发黄，迅速发展至全身发黄，色泽鲜明，右胁疼痛而拒按，壮热口渴，口干口苦，恶心呕吐，脘腹胀满，大便秘结，小便黄赤、短少，舌红，苔黄腻。 | 身目发黄如橘色，无发热或身热不扬，右胁疼痛，脘闷腹胀，头重身困，嗜卧乏力，纳呆便溏，厌食油腻，恶心呕吐，口黏不渴，小便不利，舌苔厚腻微黄。 | 身目发黄鲜明，右胁剧痛且放射至肩背，壮热或寒热往来，伴有口苦咽干，恶心呕吐，便秘，尿黄，舌红苔黄而干。 | 起病急骤，黄疸迅速加深，身目呈深黄色，胁痛，脘腹胀满，疼痛拒按，壮热烦渴，呕吐频作，尿少便结，烦躁不安，或神昏谵语，或衄血尿血，皮下紫斑，或有腹水，继之嗜睡昏迷，舌红绛，苔黄褐干燥。 |

# 第8章 辨脉诊治肝胆病证

| | | | | | |
|---|---|---|---|---|---|
| 治法 | 清热化湿，佐以解表 | 清热利湿，通腑化瘀 | 健脾利湿，清热利胆 | 清热化湿，疏肝利胆 | 清热解毒、凉血开窍 |
| 代表方剂 | 麻黄连翘赤小豆汤合甘露消毒丹 | 茵陈蒿汤 | 茵陈四苓汤 | 大柴胡汤 | 千金犀角散 |
| 方解 | 本方意在解除表邪，芳香化湿，清热解毒。二方中麻黄、薄荷辛散外邪，使邪从外解；连翘、黄芩清热解毒；藿香、白豆蔻、石菖蒲芳香化湿；赤小豆、梓白皮、滑石、木通渗利小便；杏仁宣肺化湿；茵陈清热化湿，利胆退黄；生姜、大枣、甘草调和脾胃。贝母、射干可去而不用。 | 方中茵陈味苦微寒，入肝、脾、膀胱经，为清热利湿、疏肝利胆退黄的要药；山栀子清泄三焦湿热，利胆退黄；大黄通腑化瘀，泄热解毒，利胆退黄；茵陈配山栀子，使湿热从小便而去；茵陈配大黄，使瘀热从大便而解，三药合用，共奏清热利湿、通腑化瘀、利胆退黄解毒之功。 | 方用茵陈清热利湿，利胆退黄，用猪苓、茯苓、泽泻淡渗利湿，炒白术健脾燥湿。若右胁疼痛较甚，可酌加郁金、川楝子、佛手以疏肝理气止痛。若脘闷腹胀，纳呆厌油腻，可酌加陈皮、藿香、佩兰、厚朴、枳壳以芳香化湿理气。<br><br>茵陈四苓汤适用于湿邪偏重较明显者，若湿热相当，可选用甘露消毒丹。该方用茵陈、滑石、木通清热利湿，利胆退黄，引湿热之邪从小便而出；黄芩、连翘清热燥湿解毒；石菖蒲、白豆蔻、藿香、薄荷芳香化湿，行气悦脾。原方中贝母、射干的主要作用是清咽散结，可去之。 | 方中柴胡、黄芩、半夏、生姜和解少阳，和胃降逆；大黄、枳实通腑泄热，利胆退黄；白芍和脾敛阴，柔肝利胆；大枣养胃。胁痛重者，可酌加郁金、枳壳、木香；黄疸重者，可酌加金钱草、厚朴、茵陈、山栀子；壮热者，可酌加金银花、蒲公英、虎杖；呃逆恶心者，加炒莱菔子。 | 本方主药犀角（以水牛角代之）是清热解毒凉血之要药，配以黄连、山栀子、升麻则清热解毒之力大；茵陈清热利湿，利胆退黄。可酌加生地黄、玄参、石斛、牡丹皮清热解毒，养阴凉血；若热毒炽盛，乘其未陷入昏迷之际，急以通涤胃肠热毒为要务，不可犹豫，宜加大剂量清热解毒药，如金银花、连翘、土茯苓、蒲公英、大青叶、黄柏、生大黄，或用五味消毒饮，重加大黄。如已出现躁扰不宁，或伴出血倾向，需加清营凉血解毒药，如神犀丹之类，以防内陷心包，出现昏迷。 |

## 2. 阴黄

| 论治\证型 | 寒湿阻遏 | 脾虚湿郁 | 脾虚血亏 |
|---|---|---|---|
| 脉象 | 脉濡缓或沉迟 | 脉濡细 | 脉细弱 |
| 症状 | 身目俱黄，色晦暗不泽或如烟熏，右胁疼痛，痞满食少，神疲畏寒，腹胀便溏，口淡不渴，舌淡苔白腻。 | 多见于黄疸久郁者。症见身目俱黄，色较淡而不鲜明，胁肋隐痛，食欲不振，肢体倦怠乏力，心悸气短，食少腹胀，大便溏薄，舌淡苔薄白。 | 面目及肌肤发黄，色较淡，面色不华，睑白唇淡，心悸气短，倦怠乏力，头晕目眩，舌淡苔白。 |
| 治法 | 温中化湿，健脾利胆 | 健脾益气，祛湿利胆 | 补养气血，健脾退黄 |
| 代表方剂 | 茵陈术附汤 | 六君子汤加味 | 小建中汤 |
| 方解 | 方中茵陈除湿利胆退黄，附子、干姜温中散寒，佐以白术、甘草健脾和胃。胁痛或胁下积块者，可酌加柴胡、丹参、泽兰、郁金、赤芍以疏肝利胆，活血化瘀；便溏者酌加茯苓、泽泻、车前子；黄疸日久，身倦乏力者加党参、黄芪。 | 方中人参、茯苓、白术、甘草健脾益气，陈皮、半夏健脾燥湿，茵陈、柴胡利湿疏肝利胆，诸药合用，共奏健脾益气、疏肝利胆、祛湿退黄之功。血虚者可酌加当归、熟地黄养血，湿重苔腻者可少加猪苓、泽泻。 | 方中桂枝配生姜、大枣辛甘升阳，白芍配甘草酸甘化阴，饴糖缓中健脾。酌加茯苓、泽泻以利湿退黄；酌加黄芪、党参以补气；酌加白术以健脾；酌加当归、阿胶以养血。 |

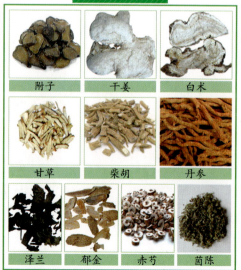

茵陈术附汤：附子、干姜、白术、甘草、柴胡、丹参、泽兰、郁金、赤芍、茵陈

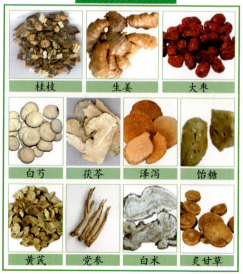

小建中汤加味：桂枝、生姜、大枣、白芍、茯苓、泽泻、饴糖、黄芪、党参、白术、炙甘草

## ◆【预防与调摄】

本病病程相对较长，除了药物治疗以外，精神状态、生活起居、休息营养等，对本病有着重要的辅助治疗意义。具体内容包括：

1. 精神调摄：由于本病易于迁延、反复甚至恶化，因此，患病后一般思想顾虑较重，多虑善怒，致使病情加重。所以，医者应讲清道理，使患者从自身疾病的束缚中解脱出来，而不要为某些症状的显没而惶惶不安，忧虑不宁。

2. 饮食有节：患病后食欲减退、恶心呕吐、腹胀明显，因此，调节饮食为主要的辅助疗法。既往强调高糖、高蛋白、高热量、低脂肪饮食，以保证营养供应，但要适度，不可过偏。阳黄患者适合软食或半流饮食，以起到补脾缓肝的作用，还应禁食酒、辛热及油腻之品。阴黄患者也应进食富于营养且易消化的食物，禁食生冷、油腻、辛辣之品，不吃油炸、坚硬的食物，避免损伤血络。黄疸恢复期，忌暴饮暴食，以防重伤脾胃，使病情加重。

3. 起居有常：病后机体功能紊乱，往往容易疲劳，故在急性期或慢性活动期应适当卧床休息，有利于整体功能的恢复。急性期后，根据患者体力情况，适当参加体育锻炼，如练太极拳、气功之类。

对于急黄患者，由于发病急骤，传变迅速，病死率高，所以调摄护理更为重要。患者必须卧床休息，流质饮食，若恶心呕吐频发，可暂时禁食，予以补液。禁食辛热、油腻、坚硬的食物，以防助热、生湿、伤络。此外，应密切观察病情变化，黄疸加深或皮肤出现紫斑为病情恶化之兆。若烦躁不安，神志恍惚，脉象微弱欲绝或散乱无根，为欲脱之征象，应及时抢救。

# § 胆胀 §

胆胀是指胆腑气郁，胆失通降所引起的以右胁胀痛为主要临床表现的一种胆病，为临床常见证候之一。本病病机主要是由气滞、湿热、胆石、瘀血等所导致的胆腑气郁，胆失通降。病位在胆腑，与肝胃关系最为密切。临床上应与胃痛、真心痛等病证相鉴别。辨证上以辨虚实和辨缓急为要点。胆胀的治疗原则为疏肝利胆、和降通腑。临床当据虚实而施治，实证宜疏肝利胆通腑，根据病情的不同，分别合用理气、化瘀、清热、利湿、排石等法；虚证宜补中疏通，根据虚损的差异，合用滋阴或益气温阳等法，以扶正祛邪。应注意疗程要足，除邪务尽。

◆【辨证论治】

| 证型<br>论治 | 肝胆气郁 | 气滞血瘀 | 胆腑郁热 | 肝胆湿热 | 阴虚瘀滞 |
|---|---|---|---|---|---|
| 脉象 | 脉弦大 | 脉弦细涩 | 脉弦数 | 脉弦滑 | 脉细数 |
| 症状 | 右胁胀满疼痛，痛引右肩，遇怒加重，胸闷脘胀，善太息，嗳气频作，吞酸嗳腐，苔白腻。 | 右胁刺痛较剧，痛有定处而拒按，面色晦暗，口干口苦，舌紫暗或舌边有瘀斑。 | 右胁灼热疼痛，口苦咽干，面红目赤，大便秘结，小便短赤，心烦失眠，易怒，舌红，苔黄厚而干。 | 右胁胀满疼痛，胸闷纳呆，恶心呕吐，口苦，心烦，大便黏滞，或见黄疸，舌红，苔黄腻。 | 右胁隐隐作痛，或略有灼热感，口燥咽干，急躁易怒，胸中烦热，头晕目眩，午后低热，舌红少苔。 |
| 治法 | 疏肝利胆，理气通降 | 疏肝利胆，理气活血 | 清泻肝胆之火，解郁通腑 | 清热利湿，疏肝利胆 | 滋阴清热，疏肝利胆 |
| 代表方剂 | 柴胡疏肝散 | 四逆散合失笑散 | 清胆汤 | 茵陈蒿汤 | 一贯煎 |

# 第8章 辨脉诊治肝胆病证

| 方解 | 本方以柴胡、白芍、川芎疏肝利胆，枳壳、香附、陈皮理气通降止痛，甘草调和诸药。应用时以方中四逆散为主，可加苏梗、青皮、郁金、木香行气止痛。若大便干结，酌加大黄、槟榔；腹部胀满，酌加川朴、草豆蔻；口苦心烦，酌加黄芩、山栀子；嗳气、呕吐，酌加代赭石、炒莱菔子；伴胆石，酌加鸡内金、金钱草、海金沙。 | 方中柴胡、枳实、白芍、甘草疏肝利胆，理气止痛，炒五灵脂、生蒲黄活血化瘀。可酌加郁金、延胡索、川楝子、大黄以增强行气化瘀止痛之效。口苦心烦者，酌加龙胆草、黄芩；脘腹胀甚者，酌加枳壳、木香；恶心呕吐者，酌加半夏、竹茹。 | 方中山栀子、黄连、柴胡、白芍、蒲公英、金钱草、瓜蒌清泻肝火，郁金、延胡索、川楝子理气解郁止痛，大黄利胆通腑泄热。心烦失眠者，酌加丹参、酸枣仁；黄疸者，酌加茵陈、枳壳；口渴喜饮者，加天花粉、麦冬；恶心呕吐者，加半夏、竹茹。方中金钱草用量宜大，可用30～60克。 | 方中茵陈、山栀子、大黄清热利湿，疏通胆腑，疏肝利胆。可酌加柴胡、黄芩、半夏、郁金疏肝利胆止痛，或与大柴胡汤同用。胆石者，酌加鸡内金、金钱草、海金沙利胆排石；小便黄赤者，酌加滑石、车前子、白通草；苔白腻而湿重者，去大黄、山栀子，酌加茯苓、白豆蔻、砂仁；若痛势较剧，或持续性疼痛阵发性加剧，往来寒热者，酌加黄连、金银花、蒲公英，重用大黄。 | 方中生地黄、北沙参、麦冬、当归身、枸杞子滋阴，川楝子疏肝理气止痛。心烦失眠者，酌加柏子仁、夜交藤、酸枣仁；兼灼痛者，加白芍、甘草；急躁易怒者，加山栀子、青皮、珍珠母；胀痛者加佛手、香橼。 |

## ◆【预防与调摄】

积极治疗胁痛、黄疸等肝胆疾病及虫病，疗程要足，除邪务尽，病证治愈后要注重调摄，皆为预防胆胀的重要措施。

调摄包括调养心神，保持恬静愉快的心理状态；调节劳逸，做到动静适宜，以使气血流通；调剂饮食，宜清淡，多食蔬菜、水果，有利于利胆祛湿，切忌暴饮暴食和食用膏粱厚味，勿酗酒、贪凉、饮冷。注意保暖。

# § 鼓胀 §

鼓胀为临床四大疑难重症之一，历代医家十分重视。其临床表现以腹胀大膨隆，皮色苍黄，脉络暴露为特征。鼓胀的病变部位在肝、脾、肾，基本病机是肝、脾、肾三脏功能失调，气滞、血瘀、水停于腹中。临床上应注意与水肿和肠覃鉴别。辨证要点在于辨虚实及气滞、血瘀、水停的主次。本病的病机特点为本虚标实，虚实并见，故其治疗宜谨守病机，以攻补兼施为原则。实证为主则着重祛邪，根据具体病情，合理选用行气、化瘀、健脾利水之剂，若腹水严重，也可酌情暂行攻逐，同时辅以补虚；虚证为主则侧重扶正补虚，根据症候的不同，分别施以健脾温肾，滋养肝肾等法，同时兼以祛邪。还应注意"至虚有盛候，大实有羸状"的特点，切实做到补虚不忘实，泄实不忘虚，切忌一味攻伐，导致正气不支，邪恋不去，出现危象。

◆【辨证论治】

| 证型<br>论治 | 气滞湿阻 | 寒湿困脾 | 湿热蕴结 | 肝脾血瘀 |
|---|---|---|---|---|
| 脉象 | 脉弦细 | 脉弦迟 | 脉弦数 | 脉细涩 |
| 症状 | 腹部胀大，按之不坚，胁下胀满或疼痛，饮食减少，食后腹胀，嗳气后稍减，尿量减少，苔白腻。 | 腹大胀满，按之如囊裹水，胸脘胀闷，得热则舒，周身困重，畏寒肢肿，面浮或下肢微肿，大便溏薄，小便短少，舌苔白腻水滑。 | 腹大坚满，脘腹绷急，外坚内胀，拒按，烦热口苦，渴不欲饮，小便赤涩，大便秘结或溏垢，或面目肌肤发黄，舌边尖红，苔黄腻或灰黑而润。 | 腹大坚满，按之不陷而硬，青筋怒张，胁腹刺痛拒按，面色晦暗，头颈胸臂等处可见红点赤缕，唇色紫褐，大便色黑，肌肤甲错，口欲饮水不欲咽，舌紫暗或边有瘀斑。 |
| 治法 | 疏肝理气，健脾利水 | 温中健脾，行气利水 | 清热利湿，攻下逐水 | 活血化瘀，行气利水 |

## 第8章 辨脉诊治肝胆病证

| 代表方剂 | 柴胡疏肝散合胃苓汤 | 实脾饮 | 中满分消丸合茵陈蒿汤、舟车丸 | 调营饮 |
|---|---|---|---|---|
| 方解 | 方中柴胡、枳壳、芍药、川芎、香附疏肝理气解郁；白术、茯苓、猪苓、泽泻健脾利水；桂枝辛温通阳，助膀胱之气化而增强利水之力；苍术、厚朴、陈皮健脾理气除湿。若苔腻微黄，口干口苦，脉弦数，为气郁化火，可酌加牡丹皮、山栀子；若胁下刺痛不移，面青舌紫，脉弦涩，为气滞血瘀，可酌加延胡索、丹参、莪术；若头晕失眠，舌红，脉弦细数，可酌加制首乌、枸杞子、女贞子。 | 方中附子、干姜、白术温中健脾；木瓜、槟榔、茯苓行气利水；厚朴、木香、草果理气健脾燥湿；甘草、生姜、大枣调和胃气。水肿重者，可酌加桂枝、猪苓、泽泻；脘胁胀痛者，可酌加青皮、香附、延胡索、丹参；脘腹胀满者，可酌加郁金、枳壳、砂仁；气虚少气者，加黄芪、党参。<br><br>对于寒湿困脾证，可用麝香0.1克、白胡椒粉0.1克，拌匀，用水调至糊状，敷脐上，用纱布覆盖，胶布固定，2日更换1次。有温中散寒，理气消胀之功。 | 中满分消丸中黄芩、黄连、知母清热除湿；茯苓、猪苓、泽泻淡渗利尿；厚朴、枳壳、半夏、陈皮、砂仁理气燥湿；姜黄活血化瘀；干姜与黄芩、黄连、半夏同用，辛开苦降，除中满，祛湿热；少佐人参、白术、甘草健脾益气，补虚护脾，使水去热清而不伤正，深得治鼓胀之旨。湿热壅盛者，去人参、干姜、甘草，加山栀子、虎杖。茵陈蒿汤中，茵陈清热利湿，山栀子清利三焦湿热，大黄泄降肠中瘀热。攻下逐水用舟车丸，方中甘遂、大戟、芫花攻逐腹水；大黄、黑丑荡涤泻下，使水从二便分消；青皮、陈皮、槟榔、木香理气利湿；方中轻粉一味走而不守，逐水通便。舟车丸每用3～6克，应视病情与服药反应调整服用剂量。 | 方中川芎、赤芍、大黄、莪术、延胡索、当归活血化瘀利气；瞿麦、槟榔、葶苈子、赤茯苓、桑白皮、大腹皮、陈皮行气利尿；肉桂、细辛温经通阳；甘草调和诸药。大便色黑可酌加三七、侧柏叶；积块甚者加穿山甲、水蛭；痰瘀互结者，加白芥子、半夏；水停过多，胀满过甚者，可用十枣汤攻逐水饮。 |

| 证型<br>论治 | 脾肾阳虚 | 肝肾阴虚 | 鼓胀出血 | 鼓胀神昏 |
|---|---|---|---|---|
| 脉象 | 脉沉弱 | 脉弦细数 | 脉弦数 | 脉弦数 |
| 症状 | 腹大胀满，形如蛙腹，撑胀不甚，朝宽暮急，面色苍黄，胸脘满闷，食少便溏，畏寒肢冷，尿少腿肿，舌淡胖边有齿痕，苔厚腻水滑。 | 腹大坚满，甚则腹部青筋暴露，形体反见消瘦，面色晦暗，口燥咽干，心烦失眠，齿鼻时或衄血，小便短少，舌红绛少津。 | 轻者齿鼻出血，重者病势突变，大量吐血或便血，脘腹胀满，胃脘不适，吐血鲜红或大便油黑，舌红苔黄。 | 神志昏迷，高热烦躁，怒目狂叫，或手足抽搐，口臭便秘，尿短赤，舌红苔黄。 |
| 治法 | 温补脾肾，化气行水 | 滋养肝肾，凉血化瘀 | 清胃泻火，化瘀止血 | 清心开窍 |
| 代表方剂 | 附子理中丸合五苓散、济生肾气丸 | 六味地黄丸或一贯煎合膈下逐瘀汤 | 泻心汤合十灰散 | 安宫牛黄丸、紫雪丹、至宝丹 |
| 方解 | 偏于脾阳虚者可用附子理中丸合五苓散；偏于肾阳虚者用济生肾气丸，或与附子理中丸交替使用。附子理中丸方用附子、干姜温中散寒；党参、白术、甘草补气健脾除湿。五苓散中猪苓、 | 六味地黄丸中熟地黄、山茱萸、山药滋养肝肾，茯苓、泽泻、牡丹皮淡渗利湿。一贯煎中生地黄、沙参、麦冬、枸杞子滋养肝肾，当归、川楝子养血活血疏肝。膈下逐瘀汤中五灵脂、赤芍、 | 泻心汤中大黄、黄连、黄芩大苦大寒，清胃泻火；十灰散凉血化瘀止血。酌加三七化瘀止血；若出血过多，气随血脱，汗出肢冷，可急用独参汤以扶正救脱。还 | 上方皆为清心开窍之剂，皆适用于上述高热、神昏、抽风诸症，然也各有侧重，热势尤盛，内陷心包者，选用安宫牛黄丸；痰热内闭，昏迷较深者，选用至宝丹；抽搐痉厥较甚者，选用紫雪丹。若症见神情淡漠呆滞，口中秽气， |

## 第8章 辨脉诊治肝胆病证

| 方解 | 茯苓、泽泻淡渗利尿；白术苦温健脾燥湿；桂枝辛温通阳化气。济生肾气丸中附子、肉桂温补肾阳，化气行水；熟地黄、山茱萸、山药、牛膝滋肾填精；茯苓、泽泻、车前子利尿消肿；牡丹皮活血化瘀。 | 桃仁、红花、牡丹皮活血化瘀，川芎、乌药、延胡索、香附、枳壳行气活血，甘草调和诸药。偏肾阴虚以六味地黄丸为主，合用膈下逐瘀汤；偏肝阴虚以一贯煎为主，合用膈下逐瘀汤。 | 应中西医结合抢救治疗。 | 舌淡苔浊腻，脉弦细者，当治以化浊开窍，选用苏合香丸、玉枢丹。若病情进一步恶化，症见昏睡不醒，汗出肢冷，双手撮空，不时抖动，脉微欲绝，此乃气阴耗竭，元气将绝的脱证，可依据病情急用生脉注射液静滴及参附牡蛎汤急煎，敛阴固脱。并应中西医结合积极抢救。 |

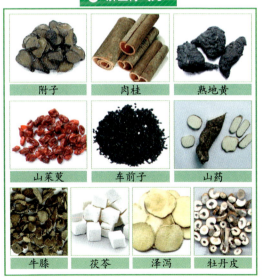

济生肾气丸

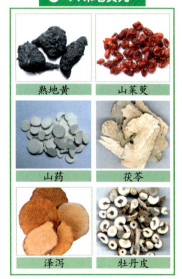

六味地黄丸

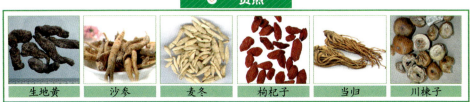

一贯煎

◆ 【预防与调摄】

　　加强对病毒性肝炎的早期防治,避免与血吸虫、疫水及对肝脏有毒的物质的接触,及时治疗黄疸、积证患者。《杂病源流犀烛·肿胀源流》对鼓胀的调摄也有很好的经验:"先令却盐味,厚衣衾,断妄想,禁忿怒。"即注意保暖,避免反复感邪;注意劳逸结合,病情较重时应多卧床休息,腹水较多者可取半卧位,避免劳累;注意营养,避免饮酒过度,病后应忌酒及粗硬饮食,腹水期应忌盐;宜安心静养,避免郁怒伤肝。

# 第9章
## 辨脉诊治肾膀胱病证

# § 水肿

水肿为常见病，外感内伤均可引起，病理变化主要在肺脾肾三脏，其中以肾脏为本。肺失宣降通调，脾失健运，肾失开合，以致体内水液潴留，泛滥肌肤，而致水肿。临床辨证以阴阳为纲，表实热证多为阳水，里虚寒证多为阴水，但要注意二者之间的转化。水肿的治疗原则是分阴阳而治，阳水主要治以发汗，利小便，宣肺健脾，水势壅盛则可酌情暂行攻逐，总以祛邪为主；阴水则主要治以温阳益气、健脾、益肾、补心，兼利小便，酌情化瘀，以扶正为法。虚实并见者，则攻补兼施。在调摄上，应特别注意水肿时忌盐，预防外感，避免过劳等。水肿消退后，还要谨守病机以图本，健脾益气补肾以资巩固，杜绝其复发。

## ◆【辨证论治】

1. 阳水

| 证型<br>论治 | 风水泛滥 | 湿毒浸淫 | 水湿浸渍 | 湿热壅盛 |
|---|---|---|---|---|
| 脉象 | 脉浮滑或浮紧，如浮肿较甚，此型亦可见沉脉 | 脉浮数或滑数 | 脉沉缓 | 脉滑数或沉数 |
| 症状 | 浮肿起于眼睑，继则四肢及全身皆肿，甚者眼睑浮肿，眼合不能开，来势迅速，多有恶寒发热，肢节酸痛，小便短少等症。偏于风热者，伴咽喉红肿疼痛，口渴，舌红，脉浮滑数。偏于风寒者，兼恶寒无汗，头痛鼻塞，咳喘，舌苔薄白。 | 身发疮痍，甚则溃烂，或咽喉红肿，或乳蛾肿大疼痛，继则眼睑浮肿，延及全身，小便不利，恶风发热，舌红，苔薄黄。 | 全身水肿，按之没指，小便短少，身体困重，胸闷腹胀，纳呆，泛恶，苔白腻，起病较缓，病程较长。 | 遍体浮肿，皮肤绷紧光亮，胸脘痞闷，烦热口渴，或口苦口黏，小便短赤，或大便干结，舌红，苔黄腻。 |
| 治法 | 疏风清热，宣肺行水 | 宣肺解毒，利尿消肿 | 健脾化湿，通阳利水 | 分利湿热 |

# 第9章 辨脉诊治肾膀胱病证

| 代表方剂 | 越婢加术汤 | 麻黄连翘赤小豆汤合五味消毒饮 | 胃苓汤合五皮饮 | 疏凿饮子 |
|---|---|---|---|---|
| 方解 | 方用麻黄宣散肺气，发汗解表，以去其在表之水气；生石膏解肌清热；白术、甘草、生姜、大枣健脾化湿，有崇土制水之意。可酌加浮萍、茯苓、泽泻，以助宣肺利小便消肿之功。若风热偏盛，可酌加连翘、桔梗、板蓝根、鲜白茅根以清热利咽，解毒散结，凉血止血；若风寒偏盛，去石膏加苏叶、桂枝、防风，以助麻黄辛温解表之力；若咳喘较甚，可酌加杏仁、前胡，以降气定喘；若见汗出恶风，为卫气已虚，则用防己黄芪汤加减，以助卫解表；若表证渐解，身重而水肿不退，可按水湿浸渍型论治。<br><br>鲜浮萍，数量不拘，煎水洗浴。用于急性肾炎初期，全身浮肿，头面尤剧者，以汗出为佳，汗出后宜避风寒，切勿受凉。 | 前方中麻黄、杏仁、梓白皮(以桑白皮代)等宣肺行水，连翘清热散结，赤小豆利水消肿；后方以金银花、野菊花、蒲公英、紫花地丁、紫背天葵加强清解湿毒之力。<br><br>脓毒甚者，当重用蒲公英、紫花地丁；湿盛糜烂而分泌物多者，酌加苦参、土茯苓、黄柏；风盛而皮肤瘙痒者，酌加白鲜皮、地肤子；若血热而皮肤红肿，加牡丹皮、赤芍；若大便不通，加大黄、芒硝。 | 前方以白术、茯苓健脾化湿，苍术、厚朴、陈皮健脾燥湿，猪苓、泽泻利尿消肿，肉桂温阳化气行水；后方以桑白皮、陈皮、大腹皮、茯苓皮、生姜皮健脾化湿，行气利水。若上半身肿甚而喘，可酌加麻黄、杏仁、葶苈子宣肺泄水而平喘。 | 方中羌活、秦艽疏风解表，使在表之水从汗而疏解；大腹皮、茯苓皮、生姜协同羌活、秦艽以去肌肤之水；泽泻、木通、椒目、赤小豆，协同商陆、槟榔通利二便，使在里之水邪从下而夺。疏表有利于通里，通里有助于疏表，如此上下表里分消走泄，使湿热之邪得以清利，则肿热自消。若腹满不减，大便不通者，可合己椒苈黄丸，以助攻泻之力，使水从大便而泄；若症见尿痛、尿血，乃湿热之邪下注膀胱，伤及血络，可酌加凉血止血之品，如大蓟、小蓟、白茅根；若肿势严重，兼见气粗喘满，倚息不得平卧，脉弦有力，系胸中有水，可用葶苈大枣泻肺汤合五苓散加杏仁、防己、木通，以泻肺行水，上下分消；若湿热久羁，化燥伤阴，症见口燥咽干、大便干结，可用猪苓汤以滋阴利水。 |

2. 阴水

| 证型<br>论治 | 脾阳虚衰 | 肾阳衰微 |
|---|---|---|
| 脉象 | 脉沉缓或沉弱 | 脉沉细或沉迟无力 |
| 症状 | 身肿，腰以下为甚，按之凹陷不易恢复，脘腹胀闷，食少，便溏，面色不华，神倦肢冷，小便短少，舌质淡，苔白腻或白滑。 | 面浮身肿，腰以下为甚，按之凹陷不起，心悸，气促，腰部冷痛酸重，尿量减少，四肢厥冷，怯寒神疲，面色㿠白或灰滞，舌质淡胖，苔白。 |
| 治法 | 温阳健脾，化气利水 | 温肾助阳，化气行水 |
| 代表方剂 | 实脾饮 | 济生肾气丸合真武汤 |
| 方解 | 方中干姜、附子、草果仁温阳散寒化气，白术、茯苓、炙甘草、生姜、大枣健脾益气，大腹皮、茯苓、木瓜利水去湿，木香、厚朴、大腹皮理气行水。水湿过盛，腹胀大，小便短少，可酌加苍术、桂枝、猪苓、泽泻，以增化气利水之力；若症见身倦气短，气虚甚者，可酌加生黄芪、人参以健脾益气。<br><br>尚有一种浮肿，由于长期饮食失调，摄入不足，或脾胃虚弱，失于健运，精微不化，而见面色萎黄，遍体轻度浮肿，晨起头面肿甚，动久坐久下肢肿甚，能食而倦怠无力，大便或溏，身肿而小便正常或反多，脉软弱。此与上述脾阳虚衰，水溢莫制有所不 | 肾为水火之脏，根据阴阳互根原理，善补阳者，必于阴中求阳，则阳得阴助而生化无穷，故用六味地黄丸以滋补肾阴；用附子、肉桂温补肾阳，两药配合，补水中之火，温肾中之阳气；用白术、茯苓、泽泻、车前子通利小便；生姜温散水寒之气；白芍开阴结，利小便，牛膝引药下行，直趋下焦，强壮腰膝。<br><br>若心悸，唇绀，脉虚或结或代，乃水邪上犯，心阳被遏，瘀血内阻，宜重用附子再加桂枝、炙甘草、丹参、泽兰，以温阳化瘀；若先见心悸，气短神疲，形寒肢冷，自汗，舌紫暗，脉虚数或结或代等心阳虚衰证候，后见水肿诸症，则应以真武汤为主，加 |

## 第9章 辨脉诊治肾膀胱病证

| 方解 | 同，乃由脾气虚弱，清阳不升，转输无力所致，治宜益气升阳，健脾化湿，可用参苓白术散加减。酌加黄芪、桂枝，以助益气升阳化湿之力；阳虚者加附子、补骨脂温肾助阳，以加强气化。并应适当注意营养，可用黄豆、花生佐餐，作为辅助治疗，多可调治而愈。 | 人参、桂枝、丹参、泽兰等，以温补心肾之阳，化瘀利水；若见喘促，呼多吸少，汗出，脉虚浮而数，是水邪凌肺，肾不纳气，宜重用人参、蛤蚧、五味子、山茱萸、牡蛎、龙骨，以防喘脱之变。 |
|---|---|---|

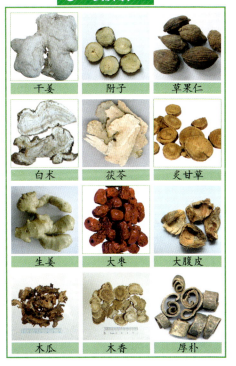

实脾饮

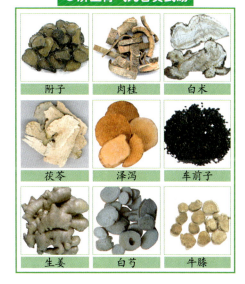

济生肾气丸合真武汤

### ◆【预防与调摄】

本病水肿较甚，应无盐饮食，待肿势渐退后，逐步改为低盐，最后恢复正常饮食。忌食辛辣、烟酒等刺激性食物。若因营养障碍致肿者，不必过于强调忌盐，而应适量进食富于营养之蛋白质类食物。此外，尚须注意摄生，不宜过度疲劳，尤应节制房事，以防斫伤真元。起居有时，预防外感，加强护理，避免褥疮。

# 淋证

淋证是以小便频急，淋漓不尽，尿道涩痛，小腹拘急，痛引腰腹为主要临床表现的一类病证。病因以饮食劳倦、湿热侵袭为主，病位在肾与膀胱，主要病机是肾虚、膀胱湿热、气化失司。本病证初起多实，久则由实转虚，亦可呈现虚实并见的证候，肾虚、膀胱湿热在其发病及病机转化中具有重要的意义。淋证临床症状有两类：一类是膀胱气化失司所引起的证候，一类是各种淋证的特殊症状。前者是诊断淋证的主要凭证，后者是辨识淋证中不同类别的主要依据。根据后者，目前将淋证分为热淋、石淋、气淋、血淋、膏淋和劳淋六种。在辨证时，除要辨别淋证的不同类别外，还要详审证候的虚实。初起或在急性发作阶段，因膀胱湿热、砂石结聚、气滞不利所致，尿路疼痛较甚者，多为实证；淋久不愈，尿路疼痛轻微，见有肾气不足、脾气虚弱之证，遇劳即发者，多属虚证。实则清利，虚则补益，是治疗淋证的基本原则。实证有膀胱湿热者，治宜清热利湿；有热邪灼伤血络者，治宜凉血止血；有砂石结聚者，治宜通淋排石；有气滞不利者，治宜利气疏导。虚证以脾虚为主者，治宜健脾益气；以肾虚为主者，治宜补虚益肾。由于不同淋证之间和某些淋证本身的虚实之间可以相互转化，或同时兼见，因此在治疗淋证时，要谨守病机，辨证论治。

◆【辨证论治】

| 论治\证型 | 热淋 | 石淋 | 气淋 |
|---|---|---|---|
| 脉象 | 脉滑数 | 脉细带数 | 脉虚细无力 |
| 症状 | 小便频急短涩，尿道灼热刺痛，尿色黄赤，少腹拘急胀痛，口苦，呕恶，或腰痛拒按，或大便秘结，苔黄腻。 | 尿中时夹砂石，小便艰涩，或排尿时突然中断，尿道窘迫疼痛，少腹拘急，或腰腹绞痛难忍，痛引少腹，连及外阴，尿中带血，舌红，苔薄黄。若病久砂石不去，可伴见面色少华，精神萎顿，少气乏力，舌淡边有齿印，脉细而弱；或腰腹隐痛，手足心热，舌红少苔。 | 实证表现为小便涩痛，淋漓不尽，小腹胀满疼痛，苔薄白，脉多沉弦。虚证表现为尿时涩滞，小腹坠胀，尿有余沥，面白不华，舌淡。 |

# 第9章 辨脉诊治肾膀胱病证

| 治法 | 清热解毒，利湿通淋 | 清热利尿，通淋排石 | 实证宜利气疏导，虚证宜补中益气 |
|---|---|---|---|
| 代表方剂 | 八正散 | 石韦散 | 实证用沉香散，虚证用补中益气汤 |
| 方解 | 本方的功效是清热解毒，利尿通淋。方中车前子清热利尿通淋，木通、萹蓄、瞿麦、滑石利湿通淋，大黄、山栀子、甘草清热解毒。若大便秘结，腹胀，可重用生大黄，并加枳实以通腑泄热；若腹满便溏，则去大黄；若伴见口苦，呕恶，可合用小柴胡汤以和解少阳；若湿热伤阴，去大黄，酌加生地黄、牛膝、白茅根以养阴清热；若小腹胀满，酌加乌药、川楝子行气止痛；若热毒弥漫三焦，入营入血，又当则治标，用黄连解毒汤合五味消毒饮，以清热泻火解毒；若头身疼痛，恶寒发热，鼻塞流涕，有表证者，酌加柴胡、金银花、连翘等宣透热邪。 | 方中石韦、冬葵子、瞿麦、滑石、车前子清热利尿，通淋排石。可加金钱草、海金沙、鸡内金以加强排石消坚的作用。若腰腹绞痛，可酌加芍药、甘草以缓急止痛；若见尿中带血，可酌加小蓟、生地黄、藕节以凉血止血；尿中有血条血块者，酌加川牛膝、赤芍、血竭以活血祛瘀；若兼有发热，可酌加蒲公英、黄柏、大黄以清热泻火。石淋日久，虚实并见，当标本兼治，气血亏虚者，宜二神散合八珍汤；阴液耗伤者，宜六味地黄丸合石韦散；肾阳不足者，宜金匮肾气丸合石韦散。 | 沉香散中沉香、橘皮利气，当归、白芍柔肝，甘草清热，石韦、冬葵子、滑石、王不留行利尿通淋。胸闷胁胀者，可酌加青皮、乌药、小茴香以疏肝理气；日久气滞血瘀者，可酌加红花、赤芍、川牛膝以活血化瘀。补中益气汤补中益气，以治中气不足、气虚下陷之气淋。若小便涩痛，服补益药后，反增小腹胀满，为兼湿热，可酌加车前子、白茅根、滑石以清热利湿；若兼血虚肾亏者，可用八珍汤，重用茯苓，酌加杜仲、枸杞子、怀牛膝，以益气养血，脾肾双补。 |

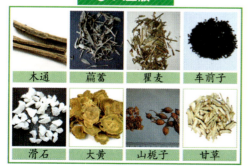

八正散：木通、萹蓄、瞿麦、车前子、滑石、大黄、山栀子、甘草

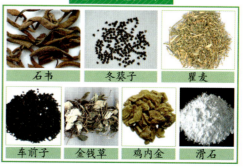

石韦散加味：石韦、冬葵子、瞿麦、车前子、金钱草、鸡内金、滑石

| 证型<br>论治 | 血淋 | 膏淋 | 劳淋 |
|---|---|---|---|
| 脉象 | 脉细数 | 脉细弱无力 | 脉细弱 |
| 症状 | 实证表现为小便热涩刺痛，尿色深红，或夹有血块，疼痛满急加剧，或见心烦，舌苔黄，脉滑数。虚证表现为尿色淡红，尿痛涩滞不明显，腰酸膝软，神疲乏力，舌淡红。 | 实证表现为小便浑浊如米泔水，置之沉淀如絮状，上有浮油如脂，或夹有凝块，或混有血液，尿道热涩疼痛，舌红，苔黄腻，脉濡数。虚证表现为病久不已，反复发作，淋出如脂，小便涩痛反见减轻，但形体日渐消瘦，头昏无力，腰酸膝软，舌淡，苔腻。 | 小便不甚赤涩，但淋漓不已，时作时止，遇劳即发，腰酸膝软，神疲乏力，舌淡。 |
| 治法 | 实证宜清热通淋，凉血止血；虚证宜滋阴清热，补虚止血 | 实证宜清热利湿，分清泄浊；虚证宜补虚固涩 | 健脾益肾 |
| 代表方剂 | 实证用小蓟饮子，虚证用知柏地黄丸 | 实证用程氏萆薢分清饮，虚证用膏淋汤 | 无比山药丸 |
| 方解 | 小蓟饮子方中小蓟、生地黄、蒲黄、藕节清热凉血止血，小蓟可重用至30克，生地黄以生者为宜；木通、淡竹叶通淋利小便，降心火；山栀子清三焦之湿热；滑石利尿通淋；当归引血归经；生甘草泻火而能达茎中以止痛。若热重出血多，可酌 | 程氏萆薢分清饮中草薢、石菖蒲清利湿浊；黄柏、车前子清热利湿；白术、茯苓健脾除湿；莲子心、丹参清心活血通络，使清浊分，湿热去，络脉通，脂液重归其道。莲子心宜改用莲子，可酌加土茯苓、荠菜以加强清热利湿，分清泄浊之力；若小腹胀，尿涩不畅，加乌药、青皮；小便夹血者，加小蓟、蒲 | 本方有健脾利湿，益肾固涩之功。其中山药、茯苓、泽泻健脾利湿，熟地黄、山茱萸、巴戟天、菟丝子、杜仲、牛膝、五味子、肉苁蓉、赤石脂益肾固涩。若脾虚气陷，症见小腹坠胀，小便点滴而出者，可与补中益气汤同用，以益气升陷；若肾阴亏虚，症见面色潮红，五心烦 |

# 第9章 辨脉诊治肾膀胱病证

| 方解 | 加黄芩、白茅根,重用生地黄;若血多痛甚,可另服三七粉、琥珀粉,以化瘀通淋止血。知柏地黄丸滋阴清热以治血淋虚证,可酌加旱莲草、阿胶、小蓟、地榆以补虚止血。 | 黄、藕节、白茅根。膏淋汤中党参、山药补脾,地黄、芡实滋肾,白芍养阴,龙骨、牡蛎固摄脂液。若脾肾两虚,中气下陷,肾失固涩者,可用补中益气汤合七味都气丸益气升陷,滋肾固涩。 | 热,舌红少苔,脉细数者,可与知柏地黄丸同用,以滋阴降火;若肾阳虚衰,症见面色少华,畏寒怯冷,四肢欠温,舌淡,苔薄白,脉沉细者,可合右归丸以温补肾阳,或用鹿角粉3克,分2次吞服。 |

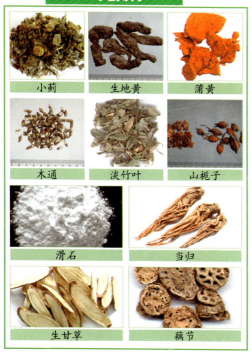

小蓟饮子:小蓟、生地黄、蒲黄、木通、淡竹叶、山栀子、滑石、当归、生甘草、藕节

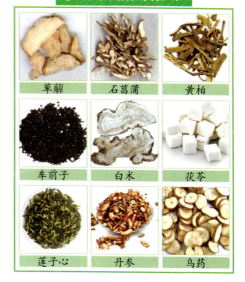

程氏萆薢分清饮加味:萆薢、石菖蒲、黄柏、车前子、白术、茯苓、莲子心、丹参、乌药

◆【预防与调摄】

　　增强体质,防止情志内伤,消除各种外邪入侵和湿热内生的有关因素,如憋尿,过食肥甘,纵欲过劳,外阴不洁等。注意妊娠及产后卫生,对防止子淋、产后淋的发生有重要意义。积极治疗消渴、痨瘵等疾患,避免不必要的导尿及泌尿道器械操作,也可减少本病证的发生。淋证应多喝水,饮食宜清淡,忌肥腻香燥、辛辣之品;禁房事;注意适当休息,有助于早日恢复健康。

# § 癃闭 §

癃闭是以排尿困难、全日总尿量明显减少、点滴而出，甚则小便闭塞不通、点滴全无为临床特征的一类病证。诊断癃闭应确定是膀胱无水症，还是尿潴留。若属膀胱无水症，则应准确测定每日的尿量。本病需与淋证、关格进行鉴别。癃闭的病位在膀胱，但和肾、脾、肺、三焦均有密切的关系。其主要病机为上焦肺之气化不利，肺失通调水道；中焦脾之气化不利，脾虚不能升清降浊；下焦肾之气化不利，肾阳亏虚，气不化水，或肾阴不足，水府枯竭；肝郁气滞，使三焦气化不利；尿路阻塞，小便不通。癃闭的辨证以辨虚实为主，其治疗应据"六腑以通为用"的原则，着眼于通。但通之法，因证候的虚实而异。实证治宜清湿热，散瘀结，利气机而通利水道；虚证治宜补脾肾，助气化，使气化得行，小便自通。同时，还要根据病因病机，病变在肺在脾在肾的不同，进行辨证论治，不可滥用通利小便之品。内服药物缓不济急时，应配合导尿或针灸以急通小便。

◆【辨证论治】

| 证型<br>论治 | 膀胱湿热 | 肺热壅盛 | 肝郁气滞 |
| --- | --- | --- | --- |
| 脉象 | 脉数 | 脉数 | 脉弦 |
| 症状 | 小便点滴不通，或量少而短赤灼热，小腹胀满，口苦口黏，或口渴不欲饮，或大便不畅，舌红，苔根黄腻。 | 全日总尿量极少或点滴不通，咽干，烦渴欲饮，呼吸急促或咳嗽，苔薄黄。 | 小便不通，或通而不爽，胁腹胀满，情志抑郁，或烦躁易怒，舌红，苔薄黄。 |
| 治法 | 清热利湿，通利小便 | 清肺热，利水道 | 疏利气机，通利小便 |
| 代表方剂 | 八正散 | 清肺饮 | 沉香散 |

# 第9章 辨脉诊治肾膀胱病证

| | | | |
|---|---|---|---|
| 方解 | 方中木通、车前子、萹蓄、瞿麦通闭利小便，山栀子清化三焦之湿热，滑石、甘草清利下焦之湿热，大黄通便泻火，清热解毒。若舌苔厚腻，可酌加苍术、黄柏，以加强清热化湿的作用；若兼心烦，口舌生疮糜烂，可合导赤散，以清心火、利湿热；若湿热久恋下焦，又可导致肾阴灼伤而出现口干咽燥，潮热盗汗，手足心热，舌光红，可改用滋肾通关丸加生地黄、车前子、川牛膝，以滋肾阴、清湿热而助气化；若因湿热蕴结日久，三焦气化不利，症见小便量极少或无尿，面色晦滞，舌暗红有瘀点、瘀斑、胸闷烦躁，小腹胀满，恶心泛呕，口臭，甚则神昏，系尿毒入血，上攻于心脑，治宜降浊和胃，清热化湿，通闭开窍，佐以活血化瘀，方用黄连温胆汤加大黄、丹参、生蒲黄、泽兰、白茅根、木通，以及清开灵注射液等。 | 本方出自《证治汇补》，适用于热在上焦肺经气分而导致的渴而小便闭塞不利。肺为水之上源，方中以黄芩、桑白皮清泄肺热，源清而流自洁；麦冬滋养肺阴，上源有水水自流；车前子、木通、山栀子、茯苓清热而利小便。可酌加金银花、连翘、虎杖、鱼腥草以增清肺解毒之力。若症见心烦，舌尖红，口舌生疮，乃为心火旺盛之征象，可酌加黄连、竹叶以清泻心火；若大便不通，可酌加杏仁、大黄以宣肺通便，通腑泄热；口渴引饮，神疲气短，为气阴两伤之象，可合大剂生脉散，以益气养阴；兼表证而见头痛，鼻塞，脉浮者，可酌加薄荷、桔梗以解表宣肺。 | 方用沉香、橘皮疏达肝气，当归、王不留行行气活血，石韦、冬葵子、滑石通利水道，白芍、甘草柔肝缓急。若肝郁气滞症状重，可合六磨汤加减，以增强其疏肝理气的作用；若气郁化火，而见舌红，苔薄黄，可酌加牡丹皮、山栀子以清肝泻火。 |

| 证型<br>论治 | 尿道阻塞 | 脾气不升 | 肾阳衰惫 |
|---|---|---|---|
| 脉象 | 脉细涩 | 脉弱 | 脉沉细而弱 |
| 症状 | 小便点滴而下，或尿细如线，甚则阻塞不通，小腹胀满疼痛，舌紫暗或有瘀点。 | 时欲小便而不得出，或量少而不爽利，气短，语声低微，小腹坠胀，精神疲乏，食欲不振，舌淡。 | 小便不通或点滴不爽，排出无力，面色㿠白，神气怯弱，畏寒怕冷，腰膝冷而酸软无力，舌淡，苔薄白。 |
| 治法 | 行瘀散结，通利水道 | 益气健脾，升清降浊，化气利尿 | 温补肾阳，化气利尿 |
| 代表方剂 | 代抵当丸 | 补中益气汤合春泽汤 | 济生肾气丸 |

| | |
|---|---|
| 方解 | 方中当归尾、穿山甲、桃仁、大黄、芒硝通瘀散结，生地黄凉血滋阴，肉桂助膀胱气化以通尿闭，用量宜小，以免助热伤阴。若瘀血现象较重，可酌加红花、川牛膝、三棱、莪术以增强其活血化瘀的作用；若病久血虚，面色不华，治宜养血行瘀，可酌加黄芪、丹参、赤芍；若一时性小便不通，胀闭难忍，可加麝香0.09～0.15克置胶囊内吞服，以急通小便，此药芳香走窜，能通行十二经，传遍三焦，药力较猛，切不可多用，以免伤人正气，孕妇忌服；若由于尿路结石而致尿道阻塞，小便不通，可酌加金钱草、鸡内金、冬葵子、萹蓄、瞿麦以通淋利尿排石。 方中人参、黄芪益气；白术健脾运湿；桂枝通阳，以助膀胱之气化；升麻、柴胡升清气而降浊阴。猪苓、泽泻、茯苓利尿渗湿，诸药配合，共奏益气健脾，升清降浊，化气利尿之功。若气虚及阴，脾阴不足，清气不升，气阴两虚，症见舌红，可改用补阴益气煎；若脾虚及肾，而见肾虚证候，可加用济生肾气丸，以温补脾肾，化气利尿。小便涩滞者，可合滋肾通关丸。 方中肉桂、附子补下焦之阳，以鼓动肾气；六味地黄丸滋补肾阴；牛膝、车前子补肾利水，故本方可温补肾阳，化气行水，使小便得以通利。若兼有脾虚证候，可合补中益气汤或春泽汤，以补中益气，化气行水；若老人精血俱亏，病及督脉，而见形神萎顿，腰脊酸痛，治宜香茸丸，以补养精血、助阳通窍；若因肾阳衰惫，命火式微，致三焦气化无权，浊阴不化，症见小便量少，甚至无尿，头晕头痛，恶心呕吐，烦躁、神昏者，治宜千金温脾汤合吴茱萸汤温补脾肾，和胃降逆。 |
| 备注 | 对于尿潴留的癃闭患者，除内服药物治疗外，尚可用外治法治疗：<br>1. 取嚏或探吐法打喷嚏或呕吐，前者能开肺气，后者能举中气而通下焦之气，是一种简单有效的通利小便方法。其方法是用消毒棉签，向鼻中取嚏或喉中探吐；也有的用皂角粉末0.3～0.6克，鼻吸取嚏。<br>2. 外敷法可用葱白500克，捣碎，入麝香少许拌匀，分2包，先置脐上1包，热熨约15分钟，再换1包，以冰水熨15分钟，交替使用，以通为度。<br>3. 导尿法若经过服药、外敷等法治疗无效，而小腹胀满特甚，叩触小腹部膀胱区呈浊音，当用导尿法以缓其急。 |

## ◆【预防与调摄】

锻炼身体，增强抵抗力，保持心情舒畅，切忌忧思恼怒；消除诸如憋尿，压迫会阴部，外阴不洁，过食肥甘辛辣，过量饮酒，贪凉，纵欲过劳等外邪入侵和湿热内生的有关因素；积极治疗淋证和水肿、尿路及尿路周边肿瘤等疾病，对防治癃闭均有重要意义。

# 第9章 辨脉诊治肾膀胱病证

## § 关格 §

小便不通名曰关，呕吐不止名曰格，关格是以小便不通与呕吐并见为特征的病证，多由水肿、淋证、癃闭等病证发展而来。本病由脾肾阴阳衰惫，气化不利，湿浊毒邪上逆犯胃所致，往往表现为本虚标实，寒热错杂的证候。本虚有脾肾阳虚和肝肾阴虚的区别；标实有湿热和寒湿之异。治疗时应当遵循"治主当缓，治客当急"的原则，缓缓调补脾肾之阴阳，而对湿浊毒邪，要尽快祛除。祛浊分化浊和降浊，湿热浊邪，当清热化浊；寒湿浊邪，当温阳散寒化浊；湿浊毒邪上犯中上二焦者，则宜降浊，使其从大便降泄而去。关格后期，病情危笃，应采用中西医结合疗法救治。

◆ 【辨证论治】

| 证型<br>论治 | 脾肾亏虚，湿热内蕴 | 脾肾阳虚，寒浊上犯 | 肝肾阴虚，肝风内动 | 肾病及心，邪陷心包 |
|---|---|---|---|---|
| 脉象 | 脉细数或濡数 | 脉沉细 | 脉弦细数 | 脉沉缓 |
| 症状 | 小便量极少，其色黄赤，腰酸膝软，倦怠乏力，不思饮食，晨起恶心，偶有呕吐，头痛少寐，苔薄黄腻而干燥。 | 小便不通，或尿量极少而色清，面色苍白或晦滞，畏寒怕冷，下肢欠温，泄泻或大便稀溏，呕吐清水，苔白滑。 | 小便量极少，呕恶频作，面部烘热，牙宣鼻衄，头晕头痛，目眩，手足搐搦，或抽筋，舌暗红有裂纹，苔黄腻或焦黑而干。 | 小便量极少，甚至无尿，胸闷，心悸或心前区疼痛，神志昏蒙，循衣摸床，或神昏谵语，恶心呕吐，面白唇暗，四肢欠温，痰涎壅盛，苔白腻。 |
| 治法 | 健脾益肾，清热化浊 | 温补脾肾，化湿降浊 | 滋补肝肾，平肝息风 | 豁痰降浊，辛温开窍 |
| 代表方剂 | 无比山药丸合黄连温胆汤 | 温脾汤合吴茱萸汤 | 六味地黄丸合羚羊钩藤汤 | 涤痰汤合苏合香丸 |

| 方解 | 方用山药、茯苓、泽泻以健脾利湿，熟地黄、山茱萸、巴戟天、菟丝子、杜仲、牛膝、五味子、肉苁蓉以益肾固涩，半夏、陈皮化痰降逆和胃，枳实行气消痞而使痰随气下，竹茹清热化痰，黄连清热除烦。方中赤石脂有酸涩作用，于此证不利，可去之。 | 方用附子、干姜温阳散寒，人参、甘草、大枣补脾益气，反佐大黄苦寒降浊，吴茱萸温胃散寒又具下气降浊之功，生姜温胃散寒，和胃止呕。若嗜睡，神志昏迷，可酌加石菖蒲、远志、郁金芳化开窍，甚者可用苏合香丸芳香开窍。 | 前方用熟地黄、山茱萸、山药滋补，茯苓、泽泻渗湿降浊，牡丹皮引血中之浊下行。后方用羚羊角、钩藤凉肝息风、清热解痉，配桑叶、菊花以加强平肝息风之效，白芍、生地黄养阴增液以柔肝舒筋，贝母、竹茹清热化痰，茯神安神，生甘草调和诸药。甘草与白芍配伍，又能酸甘化阴，舒筋缓急。 | 涤痰汤以半夏、陈皮、茯苓、竹茹燥湿化痰祛浊，生姜和胃降逆，石菖蒲、制南星豁痰开窍，枳实下气以利降浊，人参、甘草扶助已虚之正气。苏合香丸芳香开窍，可用温开水化开灌服，昏迷者，也可用鼻饲管灌入。 |
|---|---|---|---|---|
| 备注 | 治疗关格病尚可应用灌肠疗法，常用的灌肠方药有：<br>1. 降浊灌肠方：生大黄、生牡蛎、六月雪各30克，浓煎，高位保留灌肠，约2～3小时后，应用300～500毫升清水清洁灌肠，每日1次，连续10日为1个疗程。休息5日后，可继续下一个疗程。<br>2. 降氮汤：大黄30克，桂枝30克，煎成200毫升，保留灌肠。 ||||

◆ 【预防与调摄】

积极治疗水肿、淋证、癃闭等病，以及预防感冒、温病的发生是预防关格的关键。

在调摄方面，应严格控制蛋白质的摄入量，尽可能选取能为人体充分吸收利用的优质蛋白质，如牛奶、蛋清；适当给予高热量、富含维生素并且易消化的食物，注意口腔和皮肤清洁，有水肿者应忌盐。

# 第9章 辨脉诊治肾膀胱病证

## § 阳痿 §

阳痿是指青壮年男子阴茎痿弱不起，临房举而不坚，或坚而不能持久的病证。阳痿的病因虽然复杂，但以房劳太过，频犯手淫为多见。病位在肾，并与脾、胃、肝关系密切。本病主要是命门火衰、心脾受损、恐惧伤肾、肝郁不舒、湿热下注等，导致宗筋失养而弛纵所致。辨证要点主要是辨别有火无火及分清脏腑虚实。阳痿的治疗主要从病因病机入手，属虚者宜补，属实者宜泻，有火者宜清，无火者宜温。命门火衰者，应温肾壮阳，滋肾填精，忌纯用刚热燥涩之剂，宜选用血肉有情温润之品；心脾受损者，补益心脾；恐惧伤肾者，益肾宁神；肝郁不舒者，疏肝解郁；湿热下注者，苦寒坚阴，清热利湿。节制房事，戒除手淫，调节好情志，都是重要的辅助治疗措施。

◆【辨证论治】

| 证型 论治 | 命门火衰 | 心脾受损 | 恐惧伤肾 | 肝郁不舒 | 湿热下注 |
| --- | --- | --- | --- | --- | --- |
| 脉象 | 脉沉细，右尺尤甚 | 脉细 | 脉弦细 | 脉弦 | 脉濡数 |
| 症状 | 阳事不举，精薄清冷，阴囊阴茎冰凉冷缩，或局部冷湿，腰酸膝软，头晕耳鸣，畏寒肢冷，精神萎靡，面色㿠白，舌淡，苔薄白。 | 阳事不举，精神不振，夜寐不安，健忘，胃纳不佳，面色少华，舌淡，苔薄白。 | 阳痿不举，或举而不坚，胆怯多疑，心悸易惊，夜寐不安，易醒，苔薄白。 | 阳痿不举，情绪抑郁或烦躁易怒，胸脘不适，胁肋胀闷，食少便溏，苔薄。 | 阴茎痿软，阴囊湿痒臊臭，下肢酸困，小便黄赤，苔黄腻。 |
| 治法 | 温肾壮阳，滋肾填精 | 补益心脾 | 益肾宁神 | 疏肝解郁 | 清热利湿 |
| 代表方剂 | 右归丸合赞育丹 | 归脾汤 | 大补元煎 | 逍遥散 | 龙胆泻肝汤 |

| 方解 | 方中鹿角胶、菟丝子、淫羊藿、肉苁蓉、韭菜子、蛇床子、杜仲、附子、肉桂、仙茅、巴戟天、鹿茸温肾壮阳，熟地黄、当归、枸杞子、山茱萸滋补肾阴，山药、白术健运脾胃。诸药阴阳相济，可达到"阳得阴助而生化无穷"的目的。可酌加黄狗肾、锁阳、阳起石以增补肾壮阳之力；加龟胶，与方中鹿角胶同用以补肾填精；加砂仁、陈皮以防诸药碍脾。 | 方用党参、黄芪、白术、茯苓、炙甘草健脾益气，酸枣仁、远志、桂圆肉养心安神，当归补血，诸药合用，共奏益气补血，养心健脾安神之功。 | 方中熟地黄、山茱萸、杜仲、枸杞子益肾，人参、当归、山药、炙甘草补益气血。可酌加酸枣仁、远志养心安神；因恐则气下，还可加升麻、柴胡以升阳。 | 方中柴胡、白芍、当归疏肝解郁，养血和血；白术、茯苓、甘草健运脾胃，实土御木。<br><br>另可酌加香附、川楝子、枳壳理气调肝；补骨脂、菟丝子、枸杞子补益肝肾。诸药相配，共奏疏肝解郁、理气和中、益肾助阳之功。 | 方中龙胆草、黄芩、山栀子、柴胡疏肝清热泻火，味苦坚肾；木通、车前子、泽泻清热利湿；当归、生地黄养阴、活血、凉血，与清热泻火药配伍，泻中有补，使泻火药不致苦燥伤阴。会阴部坠胀疼痛，小便不畅，余沥不尽，可酌加虎杖、川牛膝、赤芍活血化瘀。<br><br>若症见梦中阳举，举则遗精，寐则盗汗，五心烦热，腰酸膝软，舌红，少苔，脉细数，为肝肾阴伤，虚火妄动，治宜滋阴降火，方用知柏地黄丸合大补阴丸加减。 |

### ◆【预防与调摄】

阳痿由房劳过度引起者，应清心寡欲，戒除手淫；因身体虚弱、营养不良或身心过劳引起者，应适当增加营养或注意劳逸结合，节制性欲；由精神因素引起者，应调节好精神情绪；由器质性病变引起者，应积极治疗原发病；由药物影响性功能而致者，应立即停用。要树立战胜疾病的信心，适当进行体育锻炼，夫妻暂时分床和相互关怀体贴，这些都有辅助治疗的作用。

# 第9章 辨脉诊治肾膀胱病证

## § 遗精 §

遗精是指以不因性生活而精液频繁遗泄为主要表现的病证。有梦而遗精者，称为梦遗；无梦而遗精，甚至清醒时精液自出者，称为滑精。本病的发病因素比较复杂，主要有房事不节，先天不足，用心过度，思欲不遂，饮食不节，湿热侵袭等。遗精的病位主要在肾和心，并与肝、脾密切相关。病机主要是君相火旺，扰动精室；湿热痰火下注，扰动精室；劳伤心脾，气不摄精；肾精亏虚，精关不固。辨证要点以辨脏腑及辨虚实为主。本病应结合脏腑，分虚实而治，实证以清泄为主，心病者兼用安神；虚证以补涩为主，属肾虚不固者，补肾固精；劳伤心脾者，益气摄精。平时应注意调摄心神，排除杂念，以持心为先，同时应节制房事，戒除手淫。

◆【辨证论治】

| 证型\论治 | 君相火旺 | 湿热下注 | 劳伤心脾 | 肾虚不固 |
|---|---|---|---|---|
| 脉象 | 脉细数 | 脉濡数 | 脉细弱 | 脉沉细 |
| 症状 | 少寐多梦，梦中遗精，伴有心中烦热，头晕目眩，精神不振，倦怠乏力，心悸不宁，易惊恐，健忘，口干，小便短赤，舌红。 | 遗精频作，或有梦或无梦，或尿时有少量精液外流，小便热赤浑浊，或尿涩不爽，口苦或渴，心烦少寐，口舌生疮，大便溏臭，或见脘腹痞闷，恶心，苔黄腻。 | 劳累则遗精，心悸不宁，失眠健忘，面色萎黄，四肢困倦，食少便溏，舌淡，苔薄白。 | 梦遗频作，甚至滑精，腰酸膝软，咽干心烦，眩晕耳鸣，健忘失眠，低热颧赤，形瘦盗汗，发落齿摇，舌红少苔，脉细数。遗久滑精者，可兼见形寒肢冷，阳痿早泄，精冷，夜尿多或尿少浮肿，尿色清，或余沥不尽，面色㿠白或枯槁无华，舌淡嫩有齿痕，苔白滑。 |
| 治法 | 宁心安神，滋阴清热 | 清热利湿 | 调补心脾，益气摄精 | 补肾益精，固涩止遗 |

| 代表方剂 | 黄连清心饮合三才封髓丹 | 程氏萆薢分清饮 | 妙香散 | 左归饮合金锁固精丸、水陆二仙丹 |
|---|---|---|---|---|
| 方解 | 心火独亢而梦遗者，用黄连清心饮。方中黄连清心泻火；生地黄滋阴清热；当归、酸枣仁和血安神；茯神、远志宁神养心；人参、甘草益气和中；莲子补益心脾，收摄肾气。本证可加山栀子、竹叶以助原方清心之力；可加少量肉桂以引火归原，有交泰丸之意，使心肾能得交泰，则遗精自止。<br><br>相火妄动，水不济火者，用三才封髓丹。本方出自《卫生宝鉴》，又名三才封髓丸。方中天冬、熟地黄、人参为三才汤；黄柏、砂仁、甘草名封髓丹。三才封髓丹用天冬、熟地黄滋肾养阴，人参、甘草宁心益气，黄柏清热泻火以坚阴，砂仁行滞悦脾以顾护中焦。 | 方中萆薢、黄柏、茯苓、车前子清热利湿，莲子心、丹参、石菖蒲清心安神，白术健脾利湿。<br><br>若饮食不节，醇酒厚味损伤脾胃，酿痰化热，宜清热化痰，可用苍白二陈汤加黄柏；若湿热流注肝之经脉，宜苦泄厥阴，用龙胆泻肝汤清热利湿；精中带血，又称血精，可酌加白茅根、炒蒲黄以清热凉血止血。 | 方中人参、黄芪益气以生精，山药、茯苓扶脾，远志、朱砂清心安神，木香理气，桔梗升清，麝香开窍，使气充神守，遗精自愈。<br><br>若中气不升，可酌加升麻、柴胡，或改用补中益气汤以升提中气。 | 左归饮中熟地黄、山茱萸、枸杞子补肾益精；山药、茯苓、甘草健脾益气，滋后天以补先天。若腰酸膝软，可用左归丸。<br><br>若阴损及阳，肾中阴阳俱虚，治当阴中求阳，用右归丸。方中熟地黄、山药、山茱萸、枸杞子、当归补养精血，菟丝子、杜仲壮腰摄精，鹿角胶、肉桂、附子温补肾阳。<br><br>金锁固精丸、水陆二仙丹功在补肾固涩止遗。方用沙苑子补肾益精，芡实、莲须、金樱子、龙骨、牡蛎固涩止遗，莲子肉补脾。与左归饮或右归丸同用，有标本兼治之效。 |

◆【预防与调摄】

注意调摄心神，排除杂念，对于心有妄想，所欲不遂者，尤为重要，此既是预防措施又是调摄内容。正如《景岳全书·遗精》所说："遗精之始，无不病由乎心。……及其既病而求治，则尤当以持心为先，然后随证调理，自无不愈。使不知求本之道，全恃药饵，而欲望成功者，盖亦几希矣！"同时应节制房事，戒除手淫，注意生活起居，避免脑力和体力过劳，晚餐不宜过饱，养成侧卧的习惯，被褥不宜过重，衬裤不宜过紧，以减少局部刺激，并应少食辛辣刺激性食物。

# 第10章

## 辨脉诊治气血津液病证

# 郁病

郁病的病因是情志内伤，其病理变化与心、肝、脾有密切关系。初病多实，以六郁见证为主，其中以气郁为病变的基础，病久则由实转虚，引起心、脾、肝气血阴精的亏损，而成为虚证类型。临床上虚实互见的类型亦较为多见。郁病的主要临床表现为心情抑郁，情绪不宁，胸胁胀满疼痛，或咽中如有异物梗塞，或时作悲伤哭泣。郁病可分为实证和虚证两类。

实证类型以气机郁滞为基本病变，治疗以疏肝理气解郁为主，气郁化火者，理气解郁配合清肝泻火；气郁夹痰，痰气交阻者，理气解郁配合化痰散结；气病及血，气郁血瘀者，理气解郁配合活血化瘀；兼有湿滞者，配合健脾燥湿或芳香化湿；夹食积者，配合消食和胃。虚证宜补，针对病情分别采用养心安神、补益心脾、滋养肝肾等法。虚实互见者，则当虚实兼顾。郁病的各种证候之间有一定的内在联系，认识证候间的关系，对指导临床具有实际意义。郁病的预后一般良好，结合精神治疗及解除致病原因，对促进痊愈具有重要作用。

◆【辨证论治】

| 论治\证型 | 肝气郁结 | 气郁化火 | 血行瘀滞 | 痰气郁结 |
|---|---|---|---|---|
| 脉象 | 脉弦 | 脉弦数 | 脉弦或涩 | 脉弦滑 |
| 症状 | 精神抑郁，情绪不宁，胸部满闷，胁肋胀痛，痛无定处，脘闷嗳气，不思饮食，大便不调，苔薄腻。 | 性情急躁易怒，胸胁胀满，口苦而干，或头痛、目赤、耳鸣，或嘈杂吞酸，大便秘结，舌红，苔黄。 | 精神抑郁，性情急躁，头痛，失眠，健忘，或胸胁疼痛，或身体某部有发冷或发热感，舌紫暗，或有瘀点、瘀斑。 | 精神抑郁，胸部闷塞，胁肋胀满，咽中如有物梗塞，吞之不下，咯之不出，苔白腻。 |
| 治法 | 疏肝解郁，理气畅中 | 疏肝解郁，清肝泻火 | 活血化瘀，理气解郁 | 行气开郁，化痰散结 |

# 第10章 辨脉诊治气血津液病证

| 代表方剂 | 柴胡疏肝散 | 丹栀逍遥散 | 血府逐瘀汤 | 半夏厚朴汤 |
|---|---|---|---|---|
| 方解 | 本方由四逆散加川芎、香附、陈皮而成。方中柴胡、香附、枳壳、陈皮疏肝解郁，理气畅中；川芎、芍药、甘草活血定痛，柔肝缓急。胁肋胀满疼痛较甚者，可酌加郁金、青皮、佛手疏肝理气；肝气犯胃，胃失和降，而见嗳气频作，脘闷不舒者，可酌加旋覆花、代赭石、桔梗、法半夏和胃降逆。兼有食滞腹胀者，可酌加神曲、麦芽、山楂、鸡内金消食化滞。肝气乘脾而见腹胀、腹痛、腹泻者，可酌加苍术、茯苓、乌药、白豆蔻健脾除湿，温经止痛。兼有血瘀而见胸胁刺痛，舌有瘀点、瘀斑，可酌加当归、丹参、郁金、红花活血化瘀。 | 该方以逍遥散疏肝调脾，加入牡丹皮、山栀子清肝泻火。热势较甚，口苦、大便秘结者，可酌加龙胆草、大黄通腑泄热；肝火犯胃而见胁肋疼痛、口苦、嘈杂吞酸、嗳气、呕吐者，可酌加黄连、吴茱萸（即左金丸）清肝泻火，降逆止呕；肝火上炎而见头痛、目赤、耳鸣，酌加菊花、钩藤、刺蒺藜清热平肝；热盛伤阴，而见舌红少苔、脉细数者，可去原方中当归、白术、生姜之温燥，酌加生地黄、麦冬、山药滋阴健脾。 | 本方由四逆散合桃红四物汤加味而成。四逆散疏肝解郁，桃红四物汤活血化瘀而兼有养血作用，配伍桔梗、牛膝理气活血，调和升降。 | 本方用厚朴、紫苏理气宽胸，开郁畅中；半夏、茯苓、生姜化痰散结，和胃降逆，合用有辛香散结、行气开郁、降逆化痰的作用。湿郁气滞而兼胸痞闷、嗳气、苔腻者，酌加香附、佛手、苍术理气除湿；痰郁化热而见烦躁、舌红、苔黄者，酌加竹茹、瓜蒌、黄芩、黄连清热化痰；病久入络而有瘀血征象，胸胁刺痛，舌紫暗或有瘀点、瘀斑，脉涩者，酌加郁金、丹参、降香、姜黄活血化瘀。 |

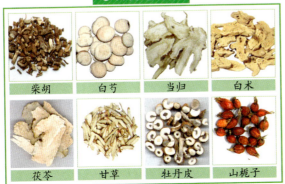

丹栀逍遥散：柴胡、白芍、当归、白术、茯苓、甘草、牡丹皮、山栀子

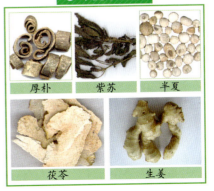

半夏厚朴汤：厚朴、紫苏、半夏、茯苓、生姜

163

| 论治\证型 | 心神惑乱 | 心脾两虚 | 心阴亏虚 | 肝阴亏虚 |
|---|---|---|---|---|
| 脉象 | 脉弦 | 脉细 | 脉细数 | 脉弦细或数 |
| 症状 | 精神恍惚，心神不宁，多疑易惊，悲忧善哭，喜怒无常，或时时欠伸，或手舞足蹈，骂詈喊叫，舌淡。 | 多思善疑，头晕神疲，心悸胆怯，失眠、健忘，纳差，面色不华，舌淡，苔薄白。 | 情绪不宁，心悸、健忘、失眠，多梦，五心烦热，盗汗，口干咽燥，舌红少津。 | 情绪不宁，急躁易怒，眩晕，耳鸣，目干畏光，视物不明，或头胀痛，面红目赤，舌干红。 |
| 治法 | 甘润缓急，养心安神 | 健脾养心，补益气血 | 滋阴养血，补心安神 | 滋养阴精，补益肝肾 |
| 代表方剂 | 甘麦大枣汤 | 归脾汤 | 天王补心丹 | 滋水清肝饮 |
| 方解 | 方中甘草甘润缓急；小麦味甘微寒，补益心气；大枣益脾养血。血虚生风而见手足蠕动或抽搐者，酌加当归、生地黄、珍珠母、钩藤养血息风；躁扰、失眠者，加酸枣仁、柏子仁、茯神、制首乌养心安神；喘促气逆者，可合五磨饮子开郁散结，理气降逆。 | 本方用党参、茯苓、白术、甘草、黄芪、当归、龙眼肉益气健脾生血；酸枣仁、远志、茯苓养心安神；木香理气，补而不滞。 | 方中以地黄、天冬、麦冬、玄参滋补心阴，人参、茯苓、五味子、当归益气养血，柏子仁、酸枣仁、远志、丹参养心安神。 | 本方由六味地黄丸合丹栀逍遥散加减而成，以六味地黄丸补益肝肾之阴，而以丹栀逍遥散疏肝解郁，清热泻火。肝阴不足而肝阳偏亢，肝风上扰，以致头痛、眩晕、面色潮红，或筋惕肉瞤者，加白蒺藜、决明子、钩藤、石决明平肝潜阳，柔润息风。 |

◆ 【预防与调摄】

避免忧思忧虑，防止情志内伤，是防治郁病的重要措施。医务人员深入了解病史，详细进行检查，用诚恳、关怀、同情、耐心的态度对待患者，取得患者的充分信任，在郁病的治疗及护理中具有重要作用。对郁病患者，应做好精神治疗的工作，使患者能正确认识和对待疾病，增强治愈疾病的信心，以促进郁病的完全治愈。

# 第10章 辨脉诊治气血津液病证

## § 血证 §

血证以血液不循常道,溢于脉外为共同特点。随出血部位的不同,常见的血证有鼻衄、齿衄、咯血、吐血、便血、尿血、紫斑等多种。外感内伤的多种病因均会导致血证。其基本病机可以归纳为火热熏灼及气虚不摄两大类。在火热之中有实火、虚火之分;在气虚之中有气虚和气损及阳之别。治疗血证主要应掌握治火、治气、治血三个基本原则。实火当清热泻火,虚火当滋阴降火;实证当清气降气,虚证当补气益气。各种血证均应酌情选用凉血止血、收敛止血或活血止血的药物。严密观察病情,做好调摄护理,对促进血证的治愈有重要意义。

### ◆【辨证论治】

**1. 鼻衄**

鼻腔出血,称为鼻衄。其是血证中最常见的一种。鼻衄多由火热迫血妄行所致,其中肺热、胃热、肝火为常见。另有少数患者,可由正气亏虚,血失统摄引起。

鼻衄可因鼻腔局部疾病及全身疾病而引起。内科范围的鼻衄主要见于某些传染病、发热性疾病、血液病、风湿热、高血压、维生素缺乏症、化学药品及药物中毒等引起的鼻出血。

| 证型<br>论治 | 热邪犯肺 | 胃热炽盛 | 肝火上炎 | 气血亏虚 |
| --- | --- | --- | --- | --- |
| 脉象 | 脉数 | 脉数 | 脉弦数 | 脉细无力 |
| 症状 | 鼻燥衄血,口干咽燥,或兼有身热、咳嗽痰少等症,舌红,苔薄。 | 鼻衄,或兼齿衄,血色鲜红,口渴欲饮,鼻干,口干臭秽,烦躁,便秘,舌红,苔黄。 | 鼻衄,头痛,目眩,耳鸣,烦躁易怒,面红目赤,口苦,舌红。 | 鼻衄,或兼齿衄、肌衄,神疲乏力,面色苍白,头晕,耳鸣,心悸,夜寐不宁,舌淡。 |
| 治法 | 清泄肺热,凉血止血 | 清胃泻火,凉血止血 | 清肝泻火,凉血止血 | 补气摄血 |

| 代表方剂 | 桑菊饮 | 玉女煎 | 龙胆泻肝汤 | 归脾汤 |
|---|---|---|---|---|
| 方解 | 方中以桑叶、菊花、薄荷、连翘辛凉轻透，宜散风热；桔梗、杏仁、甘草宣降肺气，利咽止咳；芦根清热生津。可酌加牡丹皮、白茅根、旱莲草、侧柏叶凉血止血。肺热盛而无表证者，去薄荷、桔梗，加黄芩、山栀子清泄肺热；阴伤较甚，口、鼻、咽干燥显著者，酌加玄参、麦冬、生地黄养阴润肺。 | 方中以石膏、知母清胃泻火，熟地黄、麦冬养阴清热，牛膝引血下行，共奏泻火养阴、凉血止血的功效。可酌加大蓟、小蓟、白茅根、藕节凉血止血。热势甚者，加山栀子、牡丹皮、黄芩清热泻火；大便秘结者，加生大黄通腑泄热；阴伤较甚，口渴、舌红苔少、脉细数者，酌加天花粉、石斛、玉竹养胃生津。 | 方中以龙胆草、柴胡、山栀子、黄芩清肝泻火；木通、泽泻、车前子清利湿热；生地黄、当归、甘草滋阴养血，使泻中有补，清中有养。可酌加白茅根、蒲黄、大蓟、小蓟、藕节凉血止血。若阴液亏耗，口鼻干燥，舌红少津，脉细数者，去车前子、泽泻、当归，酌加玄参、麦冬、女贞子、旱莲草养阴清热。 | 本方由四君子汤和当归补血汤加味而成。方中以四君子汤补气健脾；当归、黄芪益气生血；酸枣仁、远志、龙眼肉补心益脾，安神定志；木香理气醒脾，使之补而不滞。全方具有补养气血、健脾养心及益气摄血的作用。可酌加仙鹤草、阿胶、茜草加强其止血作用。 |
| 备注 | 对以上各种证候的鼻衄，除内服汤药治疗外，鼻衄当时，应结合局部用药治疗，以期及时止血。可选用：①局部用云南白药止血；②用棉球蘸青黛粉塞入鼻腔止血；③用湿棉条蘸塞鼻散（百草霜15克，龙骨15克，枯矾60克，共研极细末）塞鼻。 ||||

## 2. 齿衄

齿龈出血称为齿衄，又称为牙衄、牙宣。以阳明经脉入于齿龈，齿为骨之余，故齿衄主要与胃肠及肾的病变有关。

齿衄可由齿龈局部病变或全身疾病所引起。内科范围的齿衄，多由血液病、维生素缺乏症及肝硬化等疾病所引起。至于齿龈局部病变引起的齿衄，一般属于口腔科范围。

## 第10章 辨脉诊治气血津液病证

| 证型论治 | 胃火炽盛 | 阴虚火旺 |
|---|---|---|
| 脉象 | 脉洪数 | 脉细数 |
| 症状 | 齿衄血色鲜，齿龈红肿疼痛，头痛，口臭，舌红，苔黄。 | 齿衄，血色淡红，起病较缓，常因受热及烦劳而诱发，齿摇不坚，舌红，苔少。 |
| 治法 | 清胃泻火，凉血止血 | 滋阴降火，凉血止血 |
| 代表方剂 | 加味清胃散合泻心汤 | 六味地黄丸合茜根散 |
| 方解 | 加味清胃散中，以生地黄、牡丹皮、水牛角清热凉血，黄连、连翘清热泻火，当归、甘草养血和中。合用泻心汤以增强其清热泻火的作用。<br><br>可酌加白茅根、大蓟、小蓟、藕节凉血止血。烦热口渴者，加石膏、知母清热除烦。 | 六味地黄丸养阴补肾，滋阴降火；茜根散滋阴养血，凉血止血。二方合用，互为补充，适用于肾阴亏虚，虚火上炎之齿衄。<br><br>可酌加白茅根、仙鹤草、藕节以凉血止血。虚火较甚而见低热、手足心热者，加地骨皮、白薇、知母清退虚热。 |

### 3. 咯血

血由肺及气管外溢，经口而咯出，表现为痰中带血，或痰血相兼，或纯血鲜红，间夹泡沫，均称为咯血，亦称为嗽血。

多种杂病及温热病都会引起咯血。内科范围的咯血，主要见于呼吸系统的疾病，如支气管扩张症，急性气管-支气管炎、慢性支气管炎、肺炎、肺结核、肺癌等。

| 证型论治 | 燥热伤肺 | 肝火犯肺 | 阴虚肺热 |
|---|---|---|---|
| 脉象 | 脉数 | 脉弦数 | 脉细数 |
| 症状 | 喉痒咳嗽，痰中带血，口干鼻燥，或有身热，舌红，少津，苔薄黄。 | 咳嗽阵作，痰中带血或纯血鲜红，胸胁胀痛，烦躁易怒，口苦，舌红，苔薄黄。 | 咳嗽痰少，痰中带血或反复咯血，血色鲜红，口干咽燥，颧红，潮热盗汗，舌红。 |

| 治法 | 清热润肺，宁络止血 | 清肝泻火，凉血止血 | 滋阴润肺，宁络止血 |
|---|---|---|---|
| 代表方剂 | 桑杏汤 | 泻白散合黛蛤散 | 百合固金汤 |
| 方解 | 方中以桑叶、山栀子、淡豆豉清宣肺热，沙参、梨皮养阴清热，贝母、杏仁肃肺止咳。<br><br>可酌加白茅根、茜草、藕节、侧柏叶凉血止血。出血较多者，可用云南白药或三七粉冲服。兼见发热，头痛，咳嗽，咽痛，为风热犯肺，加金银花、连翘、牛蒡子以辛凉解表，清热利咽；津伤较甚，而见干咳无痰，或痰黏不易咯出，苔少舌红乏津者，可酌加麦冬、玄参、天冬、天花粉养阴润燥。痰热壅肺，肺络受损，症见发热、面红、咳嗽、咯血、咯痰黄稠、舌红，苔黄，脉数者，可改用清金化痰汤去桔梗，加大蓟、小蓟、茜草，以清肺化痰，凉血止血；热势较甚，咯血较多者，酌加金银花、连翘、黄芩、芦根，另冲服三七粉。 | 合用之后，以桑白皮、地骨皮清泻肺热，海蛤壳、甘草清肺化痰，青黛清肝凉血。<br><br>可酌加生地黄、旱莲草、白茅根、大蓟、小蓟凉血止血。肝火较甚，头晕目赤，心烦易怒者，加牡丹皮、山栀子、黄芩清肝泻火；若咯血量较多，纯血鲜红，可用犀角地黄汤加三七粉冲服，以清热泻火，凉血止血。 | 本方以百合、麦冬、玄参、生地黄、熟地黄滋阴清热，养阴生津；当归、白芍柔润养血；贝母、甘草肃肺化痰止咳。方中桔梗其性升提，于咯血不利，在此宜去。<br><br>可酌加白及、藕节、白茅根、茜草止血，或合十灰散凉血止血。反复咯血及咯血量多者，加阿胶、三七粉养血止血；潮热、颧红者，加青蒿、鳖甲、地骨皮、白薇清退虚热；盗汗加糯稻根、浮小麦、五味子、牡蛎收敛固涩。 |

### 4. 吐血

血由胃来，经呕吐而出，血色红或紫暗，常夹有食物残渣，称为吐血，亦称为呕血。

古代曾将吐血之有声者称为呕血，无声者称为吐血。但从临床实际情况看，两者不易严格区别，且在治疗上亦无区分的必要，正如《医碥·吐血》说："吐血即呕血。旧分无声曰吐，有声曰呕，不必。"

## 第10章 辨脉诊治气血津液病证

吐血主要见于上消化道出血，其中以消化性溃疡出血及肝硬化所致的食管、胃底静脉曲张破裂最多见。其次见于食管炎，急、慢性胃炎，胃黏膜脱垂症等，以及某些全身性疾病（如血液病、尿毒症、应激性溃疡）引起的出血。

| 证型<br>论治 | 胃热壅盛 | 肝火犯胃 | 气虚血溢 |
|---|---|---|---|
| 脉象 | 脉滑数 | 脉弦数 | 脉细弱 |
| 症状 | 脘腹胀闷，甚则作痛，吐血色红或紫暗，常夹有食物残渣，口臭，便秘，大便色黑，舌红，苔黄腻。 | 吐血色红或紫暗，口苦胁痛，心烦易怒，寐少梦多，舌红绛。 | 吐血缠绵不止，时轻时重，血色暗淡，神疲乏力，心悸气短，面色苍白，舌淡。 |
| 治法 | 清胃泻火，化瘀止血 | 泻肝清胃，凉血止血 | 健脾养心，益气摄血 |
| 代表方剂 | 泻心汤合十灰散 | 龙胆泻肝汤 | 归脾汤 |
| 方解 | 泻心汤由黄芩、黄连、大黄组成，具有苦寒泻火的作用。《血证论·吐血》说："方名泻心，实则泻胃。"十灰散凉血止血，兼能化瘀。其中大蓟、小蓟、侧柏叶、茜草根、白茅根清热凉血止血，棕榈炭收敛止血，牡丹皮、山栀子清热凉血，大黄通腑泄热，且大蓟、小蓟、茜草根、大黄、牡丹皮均兼有活血化瘀的作用，故全方具有止血而不留瘀的优点。胃气上逆而见恶心呕吐者，可酌加代赭石、竹茹、旋覆花和胃降逆；热伤胃阴而表现口渴、舌红而干、脉象细数者，加麦冬、石斛、天花粉养胃生津。 | 本方具有清肝泻火的功效，可酌加白茅根、藕节、旱莲草、茜草，或合用十灰散，以加强凉血止血的作用。胁痛甚者，加郁金、制香附理气活络定痛。 | 方中黄芪、人参，补气健脾，共为君药；当归养血补虚，行血调滞；龙眼肉养血安神，补益心脾；酸枣仁养血补心，安神定志；佐以茯神宁心安神，白术健脾益气；远志安神益志；木香理气醒脾，调理气机，使全方补而不滞；生姜、大枣和胃健脾，炙甘草甘温益气。<br>若气损及阳，脾胃虚寒，症见畏寒、便溏者，治宜温经摄血，可改用柏叶汤。 |
| 备注 | 上述三种证候的吐血，若出血过多，导致气随血脱，表现面色苍白、四肢厥冷、汗出、脉微等症者，亟当益气固脱，可用独参汤积极救治。 | | |

## 5. 便血

便血系胃肠脉络受损，出现血液随大便而下，或大便呈柏油样为主要临床表现的病证。

便血均由胃肠之脉络受损所致。内科杂病的便血主要见于胃肠道的炎症、溃疡、肿瘤、息肉。

| 论治\证型 | 肠道湿热 | 气虚不摄 | 脾胃虚寒 |
|---|---|---|---|
| 脉象 | 脉濡数 | 脉细 | 脉细 |
| 症状 | 便血色红，大便不畅或稀溏，或有腹痛，口苦，舌红，苔黄腻。 | 便血色红或紫暗，食少，体倦，面色萎黄，心悸，少寐，舌淡。 | 便血紫暗，甚则黑色，腹部隐痛，喜热饮，面色不华，神倦懒言，便溏，舌淡。 |
| 治法 | 清化湿热，凉血止血 | 益气摄血 | 健脾温中，养血止血 |
| 代表方剂 | 地榆散合槐角丸 | 归脾汤 | 黄土汤 |
| 方解 | 地榆散以地榆、茜草凉血止血；山栀子、黄芩、黄连清热燥湿，泻火解毒；茯苓淡渗利湿。槐角丸以槐角、地榆凉血止血，黄芩清热燥湿，防风、枳壳、当归疏风理气活血。上述两方均能清热化湿、凉血止血，但两方比较，地榆散清化湿热之力较强，而槐角丸则兼能理气活血。可根据临床需要酌情选用。<br>若便血日久，湿热未尽而营阴已亏，应清热除湿与补益阴血双管齐下，以虚实兼顾，扶正祛邪。可选用清脏汤或脏连丸。清脏汤中，以黄连、黄芩、山栀子、黄柏清热燥湿，当归、川芎、地黄、芍药养血和血，地榆、槐角、阿胶、侧柏叶养血凉血止血。脏连丸中，以黄连、黄芩清热燥湿，当归、地黄、赤芍、猪大肠养血补脏，槐花、槐角、地榆凉血止血，荆芥、阿胶养血止血。 | 可酌加槐花、地榆、白及、仙鹤草，以增强止血作用。 | 方中以灶心土温中止血；白术、附子、甘草温中健脾；地黄、阿胶养血止血；黄芩苦寒坚阴，起反佐作用。<br>可酌加白及、乌贼骨收敛止血，三七粉、花蕊石活血止血。阳虚较甚，畏寒肢冷者，可酌加鹿角霜、炮姜、艾叶温阳止血。 |

## 第10章 辨脉诊治气血津液病证

| 备注 | 轻症便血应注意休息,重症者则应卧床。可根据病情采取流质、半流质或无渣饮食。应注意观察便血的颜色、性状及次数。若出现头昏、心慌、烦躁不安、面色苍白、脉细数常为大出血的征象,应积极救治。 |
|---|---|

### 6. 尿血

小便中混有血液,甚或伴有血块的病证,称为尿血。出血量不同,小便颜色不同,临床可见淡红色、鲜红色,或茶褐色。

以往所谓尿血,一般均指肉眼血尿而言。但随着检测手段的进步,出血量微小,用肉眼不易观察到而仅在显微镜下才能发现红细胞的"镜下血尿",现在也包括在尿血之中。

| 论治\证型 | 下焦湿热 | 肾虚火旺 | 肾气不固 |
|---|---|---|---|
| 脉象 | 脉数 | 脉细数 | 脉沉弱 |
| 症状 | 小便黄赤灼热,尿色鲜红,心烦口渴,面赤口疮,夜寐不安,舌红。 | 小便短赤带血,头晕耳鸣,神疲,颧红潮热,腰膝酸软,舌红。 | 久病尿血,血色淡红,头晕耳鸣,精神困倦,腰脊酸痛,舌淡。 |
| 治法 | 清热泻火,凉血止血 | 滋阴降火,凉血止血 | 补益肾气,固摄止血 |
| 代表方剂 | 小蓟饮子 | 知柏地黄丸 | 无比山药丸 |
| 方解 | 方中以小蓟、生地黄、藕节、蒲黄凉血止血;山栀子、木通、竹叶清热泻火;滑石、甘草利水清热,导热下行;当归养血活血,共奏清热泻火、凉血止血之功。<br><br>热盛而心烦口渴者,酌加黄芩、天花粉清热生津;尿血较甚者,酌加槐花、白茅根凉血止血;尿中夹有血块者,酌加桃仁、红花、牛膝活血化瘀。 | 方中以地黄丸滋补肾阴,"壮水之主,以制阳光";知母、黄柏滋阴降火。<br><br>可酌加旱莲草、大蓟、小蓟、藕节、蒲黄凉血止血;颧红潮热者,加地骨皮、白薇清退虚热。 | 方中以熟地黄、山药、山茱萸、怀牛膝补肾益精、肉苁蓉、菟丝子、杜仲、巴戟天温肾助阳,茯苓、泽泻健脾利水,五味子、赤石脂益气固涩。<br><br>可酌加仙鹤草、蒲黄、槐花、紫珠草止血;必要时酌加牡蛎、金樱子、补骨脂固涩止血;腰脊酸痛、畏寒神怯者,加鹿角片、狗脊温补督脉。 |

## 7. 紫斑

血液溢出于肌肤之间，皮肤表现青紫斑点或斑块的病证，称为紫斑。亦有称为肌衄及葡萄疫者。《医宗金鉴·失血总括》说："皮肤出血曰肌衄。"《医学入门·斑疹》说："内伤发斑，轻如蚊迹疹子者，多在手足，初起无头痛身热，乃胃虚火游于外。"《外科正宗·葡萄疫》说："感受四时不正之气，郁于皮肤不散，结成大小青紫斑点，色若葡萄，发在遍体头面……邪毒传胃，牙根出血，久则虚人，斑渐方退。"

| 论治\证型 | 血热妄行 | 阴虚火旺 | 气不摄血 |
|---|---|---|---|
| 脉象 | 脉弦数 | 脉细数 | 脉细弱 |
| 症状 | 皮肤出现青紫斑点或斑块，或伴有鼻衄、齿衄、便血、尿血，或有发热、口渴、便秘、舌红、苔黄。 | 皮肤出现青紫斑点或斑块，时发时止，常伴鼻衄、齿衄或月经过多，颧红、心烦、口渴、手足心热，或有潮热、盗汗、舌红、苔少。 | 反复发生肌衄，久病不愈，神疲乏力，头晕目眩，面色苍白或萎黄，食欲不振，舌淡。 |
| 治法 | 清热解毒，凉血止血 | 滋阴降火，宁络止血 | 补气摄血 |
| 代表方剂 | 十灰散 | 茜根散 | 归脾汤 |
| 方解 | 方中以大蓟、小蓟、侧柏叶、茜草根、白茅根清热凉血止血，棕榈皮收敛止血，牡丹皮、山栀子清热凉血，大黄通腑泄热。大蓟、小蓟、茜草根、大黄、牡丹皮均兼有活血化瘀的作用，故全方具有止血而不留瘀的优点。热毒炽盛，发热、出血广泛者，酌加生石膏、龙胆草、紫草、冲服紫雪丹；热壅胃肠，气血郁滞，症见腹痛、便血者，酌加白芍、甘草、地榆、槐花，缓急止痛，凉血止血；邪热阻滞经络，兼见关节肿痛者，酌加秦艽、木瓜、桑枝舒筋通络。 | 该方具有滋阴降火、凉血止血的功效，适用于有阴虚火旺表现的血证。方中以茜草根、黄芩、侧柏叶清热凉血止血，生地黄、阿胶滋阴养血止血，甘草和中解毒，临床应用时可根据具体情况适当化裁。<br><br>阴虚较甚者，可酌加玄参、龟板、女贞子、旱莲草养阴清热止血；潮热可酌加地骨皮、白薇、秦艽清退虚热。<br><br>若肾阴亏虚而火热不甚，症见腰膝酸软、头晕乏力、手足心热、舌红少苔、脉细数者，可改用六味地黄丸滋阴补肾，酌加茜草根、大蓟、槐花、紫草凉血止血，化瘀消斑。 | 本方为益气养血、补气摄血的常用方，可酌情选加仙鹤草、棕榈炭、地榆、蒲黄、茜草根、紫草，以增强止血及化斑消瘀的作用。若兼肾气不足而见腰膝酸软者，可酌加山茱萸、菟丝子、续断补益肾气。 |

| 备注 | 上述各种证候的紫斑，兼有齿衄且较甚者，可合用漱口药：生石膏30克，黄柏15克，五倍子15克，儿茶6克，浓煎漱口，每次5～10分钟。 |
|---|---|

### ◆【预防与调摄】

注意饮食有节，起居有常。劳逸适度，避免情志刺激。对血证患者要注意精神调摄，消除其紧张、恐惧、忧虑等不良情绪。注意休息，病重者应卧床休息。严密观察病情的发展和变化，若出现头昏、心慌、汗出、面色苍白、四肢湿冷、脉芤或细数等，应及时救治，以防产生厥脱之证。宜食用清淡、易于消化、富有营养的食物，如新鲜蔬菜、水果、瘦肉、蛋等，忌食辛辣香燥、油腻之品，戒除烟酒。吐血量大或频频吐血者，应暂予禁食，并应积极治疗引起血证的原发疾病。

# 自汗、盗汗

不因天暑、衣厚、劳作及其他疾病，而白昼时时汗出者，称为自汗。寐中汗出，醒来自止者，称为盗汗。自汗多由气虚不固，营卫不和所致。盗汗多因阴虚内热所致。由邪热郁蒸所致者，则属实证。益气固表、调和营卫、滋阴降火、清化湿热，是治疗自汗、盗汗的主要治法。

◆【辨证论治】

| 论治＼证型 | 肺卫不固 | 营卫不和 | 心血不足 | 阴虚火旺 | 邪热郁蒸 |
|---|---|---|---|---|---|
| 脉象 | 脉细弱 | 脉缓 | 脉细 | 脉细数 | 脉象弦数 |
| 症状 | 汗出恶风，稍劳汗出尤甚，易于感冒，体倦乏力，面色少华，苔薄白。 | 汗出恶风，周身酸楚，时寒时热，或表现为半身、局部出汗，苔薄白。 | 自汗或盗汗，心悸少寐，神疲气短，面色不华，舌淡。 | 夜寐盗汗或自汗，五心烦热，或兼午后潮热，两颧色红，口渴，舌红少苔。 | 蒸蒸汗出，汗液易染黄衣服，面赤烘热，烦躁，口苦，小便色黄，舌苔薄黄。 |
| 治法 | 益气固表 | 调和营卫 | 补心养血 | 滋阴降火 | 清肝泄热，化湿和营 |
| 代表方剂 | 玉屏风散 | 桂枝汤 | 归脾汤 | 当归六黄汤 | 龙胆泻肝汤 |
| 方解 | 本方为益气固表止汗的常用方剂，方中以黄芪益气固表止汗；白术健脾益气，助黄芪固表；少佐防风走表散邪，且助黄芪固表。汗出多者，可酌加浮 | 方中以桂枝温经解肌、白芍和营敛阴，两药合用，一散一收，调和营卫，配以生姜、大枣、甘草，助其调和营卫之功。汗出多者，酌加龙骨、牡蛎固涩敛汗；兼气虚者， | 方中以人参、黄芪、白术、茯苓益气健脾，当归、龙眼肉养血，酸枣仁、远志养心安神，木香、甘草、生姜、大枣。 | 方中用当归、生地黄、熟地黄滋阴养血，壮水之主，以制阳光；黄连、黄芩、黄柏苦寒清热，泻火坚阴；黄芪益气固表。 | 方中以龙胆草、黄芩、山栀子、柴胡清肝泄热，泽泻、木通、车前子清利湿热，当归、生地黄滋阴养血和营，甘草调和诸药。 |

# 第10章 辨脉诊治气血津液病证

| 方解 | 小麦、糯稻根、牡蛎固表敛汗；气虚甚者，加党参、黄精益气固摄；兼有阴虚而见舌红、脉细数者，加麦冬、五味子养阴敛汗。气血不足，体质虚弱，症见汗出、恶风、倦怠乏力、面色不华、舌淡、脉弱者，可改用大补黄芪汤以补益气血、固表敛汗。 | 加黄芪益气固表；兼阳虚者，加附子温阳敛汗；如半身或局部出汗者，可配合甘润缓急之甘麦大枣汤进行治疗。营卫不和而表现倦怠乏力，汗出多，少气懒言，舌淡，脉弱等气虚症状者，可改用黄芪建中汤益气建中，调和营卫。 | 理气调中，共奏益气补血、养心安神之功。汗出多者，加五味子、牡蛎、浮小麦收涩敛汗；血虚甚者，加制首乌、枸杞子、熟地黄补益精血。 | 汗出多者，加牡蛎、浮小麦、糯稻根固涩敛汗；潮热甚者，加秦艽、银柴胡、白薇清退虚热。以阴虚为主，而火热不甚，潮热、脉数不显著者，可改用麦味地黄丸补益肺肾，滋阴清热。 | 郁热较甚，小便短赤者，加茵陈清解郁热；湿热内蕴而热势不盛，面赤烘热、口苦不显著者，可改用四妙丸清热除湿，方中以黄柏清热，苍术、薏苡仁除湿，牛膝通利经脉。 |
|---|---|---|---|---|---|

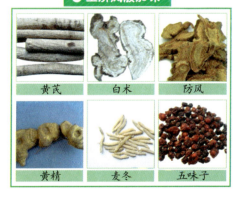

玉屏风散加味：黄芪、白术、防风、黄精、麦冬、五味子

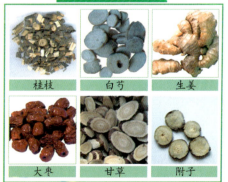

桂枝汤加味：桂枝、白芍、生姜、大枣、甘草、附子

## ◆【预防与调摄】

汗出之时，腠理空虚，易于感受外邪，故当避风寒，以防感冒。汗出之后，应及时用干毛巾将汗擦干。出汗多者，需经常更换内衣，并注意保持衣服、卧具干燥清洁。

# § 消渴 §

消渴是以多饮、多食、多尿及消瘦为临床特征的一种慢性内伤疾病。其病位主要与肺、胃（脾）、肾有关，尤与肾的关系最为密切。在治疗上，以清热润燥、养阴生津为基本治则，对上消、中消、下消有侧重润肺、养胃（脾）、益肾之别。但上中下三消之间有着十分密切的内在联系，其病机性质是一致的，正如《圣济总录·消渴门》所说："原其本则一，推其标有三。"由于消渴易发生血脉瘀滞、阴损及阳的病变，及发生多种并发症，故应注意及时发现、诊断和治疗。

## ◆【辨证论治】

1. 上消

| 证型 论治 | 肺热津伤 |
|---|---|
| 脉象 | 脉洪数 |
| 症状 | 烦渴多饮，口干舌燥，尿频量多，舌边尖红，苔薄黄。 |
| 治法 | 清热润肺，生津止渴 |
| 代表方剂 | 消渴方 |
| 方解 | 方中重用天花粉以生津清热，佐黄连清热降火，生地黄、藕汁养阴增液，可酌加葛根、麦冬以加强生津止渴的作用。烦渴不止，小便频数，而脉数乏力者，为肺热津亏，气阴两伤，可选用玉泉丸或二冬汤。玉泉丸中，以人参、黄芪、茯苓益气，天花粉、葛根、麦冬、乌梅、甘草清热生津止渴。二冬汤中，重用人参益气生津，天冬、麦冬、天花粉、黄芩、知母清热生津止渴。二方同中有异，前者益气作用较强，而后者清热作用较强，可根据临床需要加以选用。 |

## 2. 中消

| 证型论治 | 胃热炽盛 | 气阴亏虚 |
|---|---|---|
| 脉象 | 脉滑实有力 | 脉弱 |
| 症状 | 多食易饥，口渴，尿多，形体消瘦，大便干燥，苔黄。 | 口渴引饮，能食与便溏并见，或饮食减少，精神不振，四肢乏力，舌淡，苔白而干。 |
| 治法 | 清胃泻火，养阴增液 | 健脾益气、生津止渴 |
| 代表方剂 | 玉女煎 | 七味白术散 |
| 方解 | 方中以生石膏、知母清肺胃之热，生地黄、麦冬滋肺胃之阴，川牛膝活血化瘀，引热下行。可加黄连、山栀子清热泻火；大便秘结不行，可用增液承气汤润燥通腑、"增水行舟"，待大便通后，再转上方治疗。本证亦可选用白虎加人参汤，方中以生石膏、知母清肺胃、除烦热，人参益气扶正，甘草、粳米益胃护津，共奏益气养胃、清热生津之效。 | 方中用四君子汤健脾益气，木香、藿香醒脾行气散津，葛根升清生津止渴。《医宗金鉴》将本方列为治消渴病的常用方之一。 |

## 3. 下消

| 证型论治 | 肾阴亏虚 | 阴阳两虚 |
|---|---|---|
| 脉象 | 脉细数 | 脉沉细无力 |
| 症状 | 尿频量多，混浊如脂膏，或尿甜，腰膝酸软，乏力，头晕耳鸣，口干唇燥，皮肤干燥、瘙痒，舌红。 | 小便频数，混浊如膏，甚至饮一溲一，面容憔悴，耳轮干枯，腰膝酸软，四肢欠温，畏寒肢冷，阳痿或月经不调，舌苔淡白而干。 |
| 治法 | 滋阴补肾，润燥止渴 | 温阳滋阴，补肾固摄 |

| 代表方剂 | 六味地黄丸 | 金匮肾气丸 |
|---|---|---|
| 方解 | 方中以熟地黄滋肾填精为主药；山茱萸固肾益精，山药滋补脾阴、固摄精微，二药在治疗时用量可稍大；茯苓健脾渗湿、泽泻、牡丹皮清泄肝肾火热，共奏滋阴补肾，补而不腻之效。<br><br>阴虚火旺而烦躁，五心烦热、盗汗、失眠者，可加知母、黄柏滋阴泻火；尿量多而混浊者，加益智仁、桑螵蛸、五味子益肾缩泉；气阴两虚而伴困倦、气短乏力、舌淡红者，可酌加党参、黄芪、黄精补益正气。 | 方中以六味地黄丸滋阴补肾，并用附子、肉桂以温补肾阳。本方以温阳药和滋阴药并用，正如《景岳全书·新方八略》所说："善补阳者，必于阴中求阳，则阳得阴助，而生化无穷；善补阴者，必于阳中求阴，则阴得阳长，而泉源不竭。"而《医贯·消渴论》更对本方在消渴病中的应用做了较详细的阐述："盖因命门火衰，不能蒸腐水谷，水谷之气，不能熏蒸上润乎肺，如釜底无薪，锅盖干燥，故渴。至于肺亦无所禀，不能四布水津，并行五经，其所饮之水，未经火化，直入膀胱，正谓饮一升溲一升，饮一斗溲一斗，试尝其味，甘而不咸可知矣。故用附子、肉桂之辛热，壮其少火，灶底加薪，枯笼蒸溽，槁禾得雨，生意维新。" |
| 备注 | 消渴症见阳虚畏寒的患者，酌加鹿茸粉0.5克，以启动元阳，助全身阳气之气化。本证见阴阳气血俱虚者，则可选用鹿茸丸以温肾滋阴，补益气血。上述两方均可酌加覆盆子、桑螵蛸、金樱子以补肾固摄。 | |

◆ 【预防与调摄】

本病除药物治疗外，注意生活调摄具有十分重要的意义。正如《儒门事亲·三消之说当从火断》说："不减滋味，不戒嗜欲，不节喜怒，病已而复作。能从此三者，消渴亦不足忧矣。"其中，尤其是节制饮食，具有基础治疗的重要作用。在保证机体合理需要的情况下，应限制食物、油脂的摄入，忌食糖类，饮食宜以适量米、麦、杂粮，配以蔬菜、豆类、瘦肉、鸡蛋，定时定量进餐。戒烟酒、浓茶及咖啡。保持情志平和，制订并实施有规律的生活起居制度。

# 内伤发热

由情志不舒、饮食失调、劳倦过度、久病内伤等引起的发热称为内伤发热，临床多表现为低热。气滞、血瘀、湿停，郁结壅遏化热，以及气、血、阴、阳亏虚，阴阳失衡发热，是内伤发热的两类病机。前者属实，后者属虚。在治疗上，实热宜泄，虚热宜补，并应根据证候的不同而采用解郁泄热、活血化瘀、利湿清热、甘温除热、益气养血、滋阴清热、引火归原等治法，对兼夹出现者，当分清主次，适当兼顾。

◆ 【辨证论治】

| 证型\论治 | 气郁发热 | 血瘀发热 | 湿郁发热 | 气虚发热 |
|---|---|---|---|---|
| 脉象 | 脉弦数 | 脉弦或涩 | 脉濡数 | 脉细弱 |
| 症状 | 发热多为低热或潮热，热势常随情绪波动而起伏，精神抑郁，胁肋胀满，烦躁易怒，口干而苦，纳食减少，舌红，苔黄。 | 午后或夜晚发热，或自觉身体某些部位发热，口燥咽干，但不多饮，肢体或躯干有固定痛处或肿块，面色萎黄或晦暗，舌青紫或有瘀点、瘀斑。 | 低热，午后热甚，胸闷脘痞，全身重着，不思饮食，渴不欲饮，呕恶，大便稀薄或黏滞不爽，舌苔白腻或黄腻。 | 发热，热势或低或高，常在劳累后发作或加剧，倦怠乏力，气短懒言，自汗，易感冒，食少便溏，舌淡，苔薄白。 |
| 治法 | 疏肝理气，解郁泄热 | 活血化瘀 | 利湿清热 | 益气健脾，甘温除热 |
| 代表方剂 | 丹栀逍遥散 | 血府逐瘀汤 | 三仁汤 | 补中益气汤 |

| | | | | | |
|---|---|---|---|---|---|
| 方解 | 本方疏肝理脾，清肝泄热。方中以牡丹皮、山栀子清肝泄热，柴胡、薄荷疏肝解热，当归、白芍养血柔肝，白术、茯苓、甘草培补脾土。气郁较甚，可酌加郁金、香附、青皮理气解郁；热象较甚，舌红口干，便秘者，可去白术，加龙胆草、黄芩清肝泻火；妇女若兼月经不调，可加泽兰、益母草活血调经。 | 本方有较好的活血理气功效，为临床常用的活血化瘀方剂。方中以当归、川芎、赤芍、生地黄养血活血，桃仁、红花、牛膝活血祛瘀，柴胡、枳壳、桔梗理气行气，甘草调和诸药。发热较甚者，可酌加秦艽、白薇、牡丹皮清热凉血；肢体肿痛者，可酌加丹参、郁金、延胡索活血散肿定痛。 | 本方具有清利湿热，宣畅气机的功效。方中以杏仁宣降肺气，善开上焦；白豆蔻芳化湿浊，和畅中焦；薏苡仁益脾渗湿，疏导下焦；配以半夏、厚朴理气燥湿；通草、滑石、竹叶清热利湿，共奏宣化畅中、利湿清热之效。呕恶加竹茹、藿香、陈皮和胃降逆；胸闷、苔腻加郁金、佩兰芳化湿邪；湿热阻滞少阳枢机，症见寒热如疟，寒轻热重，口苦呕逆者，加青蒿、黄芩清解少阳。 | 本方既能益气升陷，又是甘温除热的代表方剂。方中以黄芪、党参、白术、甘草益气健脾；当归养血活血；陈皮理气和胃；升麻、柴胡既能升举清阳，又能透泄热邪。自汗较多者，加牡蛎、浮小麦、糯稻根以固表敛汗；时冷时热，汗出恶风者，加桂枝、芍药调和营卫；脾虚挟湿，而见胸闷脘痞，舌苔白腻者，加苍术、茯苓、厚朴健脾燥湿。 | |

| 证型论治 | 血虚发热 | 阴虚发热 | 阳虚发热 |
|---|---|---|---|
| 脉象 | 脉细弱 | 脉细数 | 脉沉细无力 |
| 症状 | 发热，热势多为低热，头晕眼花，身倦乏力，心悸不宁，面白少华，唇甲色淡，舌淡。 | 午后潮热，或夜间发热，不欲近衣，手足心热，烦躁，少寐多梦，盗汗，口干咽燥，舌红，或有裂纹，苔少甚至无苔。 | 发热而欲近衣，形寒怯冷，四肢不温，少气懒言，头晕嗜卧，腰膝酸软，纳少便溏，面色㿠白，舌质淡胖，或有齿痕，苔白润。 |

## 第10章 辨脉诊治气血津液病证

| 治法 | 益气养血 | 滋阴清热 | 温补阳气，引火归原 |
|---|---|---|---|
| 代表方剂 | 归脾汤 | 清骨散 | 金匮肾气丸 |
| 方解 | 本方补益心脾，益气生血，为常用的补血方剂。方中以黄芪、党参、茯苓、白术、甘草益气健脾，当归、龙眼肉补血养血；酸枣仁、远志养心安神；木香健脾理气，使全方补而不滞。<br><br>血虚较甚者，加熟地黄、枸杞子、制首乌补益精血；发热较甚者，加银柴胡、白薇清退虚热；由慢性失血所致的血虚，若仍有少许出血者，可酌加三七粉、仙鹤草、茜草、棕榈皮止血。 | 本方具有养阴清热，退热除蒸的功效。方中以银柴胡、知母、胡黄连、地骨皮、青蒿、秦艽清退虚热，鳖甲滋阴潜阳，甘草调和诸药。盗汗较甚者，可去青蒿，加牡蛎、浮小麦、糯稻根固表敛汗；阴虚较甚者，加玄参、生地黄、制首乌滋养阴精；失眠者，加酸枣仁、柏子仁、夜交藤养心安神；兼有气虚而见头晕气短、体倦乏力者，加北沙参、麦冬、五味子益气养阴。 | 本方为温补肾阴的常用方剂，虽为温阳方剂，但方中却配伍了养阴的方药，其意义在于阴阳相济。正如《景岳全书·新方八略》所说："善补阳者，必于阴中求阳，则阳得阴助而生化无穷。"方中以附子、肉桂温补阳气，山茱萸、地黄补养肝肾，山药、茯苓补肾健脾，牡丹皮、泽泻清泄肝肾以为佐。短气甚者，加人参补益元气；便溏腹泻者，加白术、炮干姜温运中焦。 |

◆ 【预防与调摄】

恰当的调摄护理对促进内伤发热的好转、治愈具有积极意义。内伤发热患者应注意休息，发热体温高者应卧床。部分长期低热的患者，在体力许可的情况下，可作适当户外活动。保持乐观情绪，饮食宜进清淡、富于营养而又易于消化之品。由于内伤发热的患者常卫表不固而自汗、盗汗，故应注意保暖、避风，防止感受外邪。

# § 虚劳 §

虚劳是多种慢性衰弱性证候的总称,其范围相当广泛。禀赋薄弱,劳倦过度,饮食损伤,久病失治等多种原因均会导致虚劳,其共同点是久虚不复而成劳。五脏功能衰退,气血阴阳亏损,是虚劳的基本病机。辨证应以气血阴阳为纲,五脏虚证为目。由于气血同源,阴阳互根,五脏相关,故应同时注意气血阴阳相兼为病及五脏之间的相互影响。"虚则补之",补益是治疗虚劳的基本原则,应根据病理属性的不同,分别采用益气、养血、滋阴、温阳的治法,并结合五脏病位的不同而选方用药,以加强治疗的针对性。对于虚中夹实及兼感外邪者,治疗当补中有泻,补泻兼施,防止因邪恋而进一步耗伤正气。做好调摄护理,对虚劳的康复具有重要作用。

◆【辨证论治】

1. 气虚

| 论治\证型 | 肺气虚 | 心气虚 | 脾气虚 | 肾气虚 |
|---|---|---|---|---|
| 脉象 | 脉弱 | 脉弱 | 脉弱 | 脉弱 |
| 症状 | 短气自汗,声音低怯,时寒时热,平素易感冒,面白,舌淡。 | 心悸,气短,劳则尤甚,神疲体倦,自汗,舌淡。 | 饮食减少,食后胃脘不舒,倦怠乏力,大便溏薄,面色萎黄,舌淡苔薄。 | 神疲乏力,腰膝酸软,小便频数而清,白带清稀,舌淡。 |
| 治法 | 补益肺气 | 益气养心 | 健脾益气 | 益气补肾 |
| 代表方剂 | 补肺汤 | 七福饮 | 加味四君子汤 | 大补元煎 |
| 方解 | 本方具有补益肺肾、敛肺肃肺的功效。方中以人参、黄芪益气补肺,熟地黄、 | 本方具有益气补血、养心宁神的功效,适用于气血亏虚、心失所养所致的心悸、气短、自汗、神疲、 | 本方具有益气健脾除湿的功效。以人参、黄芪、白术、甘草益气健脾,茯苓、白扁豆健脾除湿。 | 本方具有益气补肾、生精养血的功效。方中以人参、山药、炙甘草益气固肾,杜仲、山茱 |

## 第10章　辨脉诊治气血津液病证

| | | | | |
|---|---|---|---|---|
| 方解 | 五味子益肾敛肺，紫菀、桑白皮肃肺止咳。<br><br>无咳嗽者，可去桑白皮、紫菀；自汗较多者，加牡蛎、麻黄根固表敛汗；气阴两虚兼见潮热、盗汗者，加鳖甲、地骨皮、秦艽养阴清热。 | 不寐等症。本方系由五福饮加酸枣仁、远志而成。方中以人参、白术、炙甘草益气养心，熟地黄、当归滋补阴血，酸枣仁、远志宁心安神。<br><br>自汗多者，可加黄芪、五味子益气固摄，饮食少思，加砂仁、茯苓开胃健脾。 | 胃失和降而兼见胃脘胀满、嗳气呕吐者，加陈皮、半夏和胃理气降逆；食积停滞而见脘闷腹胀、嗳气酸腐、苔腻者，加神曲、麦芽、山楂、鸡内金消食健胃；气虚及阳，脾阳渐虚而兼见腹痛即泻、手足欠温者，加肉桂、炮姜温中散寒。 | 莵温补肾气，熟地黄、枸杞子、当归补养精血。<br><br>神疲乏力甚者，加黄芪益气；尿频较甚及小便失禁者，加菟丝子、五味子、益智仁补肾固摄；脾失健运而兼见大便溏薄者，去熟地黄、当归，加肉豆蔻，补骨脂温补固涩。 |
| 备注 | 在气、血、阴、阳的亏虚中，气虚是临床最常见的一类，其中尤以肺、脾气虚为多见，而心、肾气虚亦不少。肝病而出现神疲乏力，食少便溏，舌淡，脉弱等气虚症状时，多在原肝病辨治的基础上结合脾气亏虚论治。 | | | |

### 大补元煎

人参　　山药　　炙甘草　　杜仲　　山茱萸　　熟地黄　　枸杞子　　当归

### 2. 血虚

| 证型<br>论治 | 心血虚 | 脾血虚 | 肝血虚 |
|---|---|---|---|
| 脉象 | 脉细或结代 | 脉细缓 | 脉弦细或细涩 |
| 症状 | 心悸怔忡，健忘，失眠，多梦，面色不华，舌淡。 | 体倦乏力，纳差食少，心悸气短，健忘，失眠，面色萎黄，舌淡，苔薄白。 | 头晕，目眩，胁痛，肢体麻木，筋脉拘急，或筋惕肉瞤，妇女月经不调甚则闭经，面色不华，舌淡。 |
| 治法 | 养血宁心 | 补脾养血 | 补血养肝 |
| 代表方剂 | 养心汤 | 归脾汤 | 四物汤 |

| | | | |
|---|---|---|---|
| 方解 | 本方具有益气生血，养血宁心的功效。方中以人参、黄芪、茯苓、五味子、甘草益气生血，当归、川芎、柏子仁、酸枣仁、远志养血宁心，肉桂、半夏曲温中健脾，以助气血之生化。<br>失眠、多梦较甚，可加合欢花、夜交藤养心安神。 | 方中以人参、黄芪、白术、甘草、生姜、大枣甘温补脾益气，当归补血，茯神、酸枣仁、龙眼肉、远志养心安神，木香理气醒脾。本方为补脾与养心并进，益气与养血相融之剂，为治脾血虚及心血虚的常用方剂。 | 本方具有养血调血，补而不滞的功效。方中以熟地黄、当归补血养肝，芍药、川芎和营调血。<br>血虚甚者，加制首乌、枸杞子、鸡血藤增强补血养肝的作用；胁痛，加丝瓜络、郁金、香附理气通络；目失所养，视物模糊，加楮实子、枸杞子、决明子养肝明目。 |
| 备注 | 心主血，脾统血，肝藏血，故血虚之中以心、脾、肝的血虚较为多见。<br>由于脾为后天之本，气血生化之源，又由于血为气母，血虚均伴有不同程度的气虚症状，而且在中医长期的临床实践中，认为补血不宜单用血药，而应适当配伍补气药，以达到益气生血的目的。所以在治疗各种血虚的证候时，应结合健脾益气生血之法，如归脾汤、当归补血汤、圣愈汤，都体现了这一治疗思想。 | | |

### 3. 阴虚

| 论治\证型 | 肺阴虚 | 心阴虚 | 脾胃阴虚 | 肝阴虚 | 肾阴虚 |
|---|---|---|---|---|---|
| 脉象 | 脉细数 | 脉细数 | 脉细数 | 脉弦细数 | 脉沉细 |
| 症状 | 干咳，咽燥，甚或失声，咯血，潮热，盗汗，面色潮红，舌红少津。 | 心悸，失眠，烦躁，潮热，盗汗，或口舌生疮，面色潮红，舌红少津。 | 口干唇燥，不思饮食，大便燥结，甚则干呕，呃逆，面色潮红，舌干，苔少或无苔。 | 头痛，眩晕，耳鸣，目干畏光，视物不明，急躁易怒，或肢体麻木，筋惕肉瞤，面色潮红，舌干红。 | 腰酸，遗精，两足痿弱，眩晕，耳鸣，甚则耳聋，口干，咽痛，颧红，舌红少津。 |
| 治法 | 养阴润肺 | 滋阴养心 | 养阴和胃 | 滋养肝阴 | 滋补肾阴 |
| 代表方剂 | 沙参麦冬汤 | 天王补心丹 | 益胃汤 | 补肝汤 | 左归丸 |

# 第10章 辨脉诊治气血津液病证

| 方解 | 本方有滋养肺阴、清热润燥的功效。方中以沙参、麦冬、玉竹滋养肺阴，天花粉、桑叶、甘草清热润燥。<br><br>咳嗽甚者，加百部、款冬花肃肺止咳；咯血，加白及、仙鹤草、小蓟凉血止血；潮热，加地骨皮、银柴胡、秦艽、鳖甲养阴清热；盗汗，加牡蛎、浮小麦固表敛汗。 | 本方为滋阴养心的常用方剂。方中以生地黄、玄参、麦冬、天冬养阴清热，人参、茯苓、当归益气养血，丹参、柏子仁、酸枣仁、远志、朱砂养心安神。<br><br>火热偏盛而见烦躁不安、口舌生疮者，去当归、远志之辛温，加黄连、木通、淡竹叶清心泻火，导热下行；潮热，加地骨皮、银柴胡、秦艽清退虚热；盗汗，加牡蛎、浮小麦固表敛汗。 | 本方具有滋阴益胃的功效。方中以沙参、麦冬、生地黄、玉竹滋阴养液，冰糖养胃和中。<br><br>口干唇燥甚者，津亏较甚，加石斛、天花粉滋养胃阴；不思饮食者，加麦芽、白扁豆、山药益胃健脾；呃逆，加刀豆、柿蒂、竹茹扶养胃气，降逆止呃；大便干结，将原方之冰糖改用蜂蜜，以收润肠通便之效。 | 本方具有养血柔肝，滋养肝阴的功效。方中以地黄、当归、芍药、川芎养血柔肝，木瓜、甘草酸甘化阴，麦冬、酸枣仁滋养肝阴。<br><br>头痛、眩晕、耳鸣较甚，或筋惕肉瞤，为风阳内盛，加石决明、菊花、钩藤、刺蒺藜平肝息风潜阳；目干涩畏光，或视物不明者，加枸杞子、女贞子、决明子养肝明目。 | 本方具有较强的滋补肾阴的作用。方中以熟地黄、龟板胶、枸杞子、山药、菟丝子、牛膝滋补肾阴；山茱萸、鹿角胶温补肾气，助阳生阴。<br><br>遗精，加牡蛎、金樱子、芡实、莲须固肾涩精；潮热、口干、咽痛、脉数为阴虚火旺，去鹿角胶、山茱萸，加知母、黄柏、地骨皮滋阴泻火。 |

## 4. 阳虚

| 论治\证型 | 心阳虚 | 脾阳虚 | 肾阳虚 |
| --- | --- | --- | --- |
| 脉象 | 脉细弱或沉迟 | 脉弱 | 脉沉迟 |
| 症状 | 心悸，自汗，神倦嗜卧，心胸憋闷疼痛，形寒肢冷，面色苍白，舌淡或紫暗。 | 面色萎黄，食少，形寒，神倦乏力，少气懒言，大便溏薄，肠鸣腹痛，每因受寒或饮食不慎而加剧，舌淡，苔白。 | 腰背酸痛，遗精，阳痿，多尿或不禁，面色苍白，畏寒肢冷，下利清谷或五更腹泻，舌质淡胖，有齿痕，苔白。 |
| 治法 | 益气温阳 | 温中健脾 | 温补肾阳 |

| 代表方剂 | 保元汤 | 附子理中汤 | 右归丸 |
|---|---|---|---|
| 方解 | 方中以人参、黄芪益气扶正，肉桂、甘草、生姜温通阳气，共奏益气温阳之效。心胸疼痛者，酌加郁金、川芎、丹参、三七粉活血定痛；形寒肢冷，为阳虚较甚，酌加附子、巴戟天、仙茅、淫羊藿、鹿茸温补阳气。 | 本方具有益气健脾，温中祛寒之功效。方中以党参、白术、甘草益气健脾；附子、干姜温中祛寒。腹中冷痛较甚，为寒凝气滞，可酌加高良姜、香附或丁香、吴茱萸温中散寒，理气止痛；食后腹胀及呕逆者，为胃寒气逆，加砂仁、半夏、陈皮温中和胃降逆；腹泻较甚者，为阳虚湿甚，加肉豆蔻、补骨脂、薏苡仁温补脾肾，涩肠除湿止泻。 | 本方具有温补肾阳，兼养精血的作用，为治肾阳虚衰的常用方剂。方中以附子、肉桂温补肾阳；杜仲、山茱萸、菟丝子、鹿角胶温补肾气；熟地黄、山药、枸杞子、当归补益精血，滋阴以助阳。遗精，加金樱子、桑螵蛸、莲须、或金锁固精丸以收涩固精；脾虚以致下利清谷者，减去熟地黄、当归等滋腻滑润之品，加党参、白术、薏苡仁益气健脾，渗湿止泻。 |
| 备注 | 阳虚常由气虚进一步发展而成，阳虚则生寒，症状比气虚重，并出现里寒的症状。阳虚之中，以心、脾、肾的阳虚为多见。由于肾阳为人身之元阳，所以心、脾之阳虚日久，亦必病及于肾，而出现心肾阳虚或脾肾阳虚的病变。 | | |

### ◆【预防与调摄】

调摄护理对虚劳的好转、治愈具有重要作用。

1. 避风寒，适寒温。虚劳过程中，感受外邪，耗伤正气，通常是病情恶化的重要原因。而虚劳患者由于正气不足，卫外不固，又容易招致外邪入侵，故应注意冷暖，避风寒，适寒温，尽量减少伤风感冒。

2. 调饮食，戒烟酒。人体气血全赖水谷以资生，故调理饮食对虚劳至关重要。一般以富于营养，易于消化，不伤脾胃为原则。对辛辣厚味，过分滋腻、生冷不易消化之物，则应少食甚至禁食。吸烟嗜酒有损正气，应该戒除。

3. 慎起居，适劳逸。生活起居要有规律，做到动静结合，劳逸适度。根据自己体力的情况，可适当参加户外散步，气功锻炼，打太极拳等活动。病情轻者，可适当安排工作和学习。适当节制房事。

4. 舒情志，少烦忧。过分的情志刺激，易使气阴伤耗，是使病情加重的重要原因之一。而保持情绪稳定，舒畅乐观，则有利于虚劳的康复。

# 第10章 辨脉诊治气血津液病证

## § 积聚 §

积聚是以腹内结块，或胀或痛为主要临床特征的一类病证。情志抑郁，酒食内伤，邪毒内侵及它病转归是引起积聚的主要原因，病机主要为气滞、血瘀、痰结及正气亏虚。聚证以气滞为主要病变，以腹中气聚、攻窜胀痛为主要临床表现。积证以血瘀为主要病变，以腹内结块、固定不移为主要临床表现。治疗聚证，以疏肝理气、行气消聚为基本原则；治疗积证，则以活血化瘀、软坚散结为基本原则，并应注意攻补兼施，治实当顾虚，补虚勿忘实。

◆【辨证论治】

1. 聚证

| 论治\证型 | 肝气郁滞 | 食浊阻滞 |
|---|---|---|
| 脉象 | 脉弦 | 脉弦滑 |
| 症状 | 腹中气聚，攻窜胀痛，时聚时散，脘胁之间时或不适，病情常随情绪而起伏，苔薄。 | 腹胀或痛，便秘，纳呆，时有如条状物聚起在腹部，重按则胀痛更甚，舌苔腻。 |
| 治法 | 疏肝解郁，行气消聚 | 理气化浊，导滞通腑 |
| 代表方剂 | 木香顺气散 | 六磨汤 |
| 方解 | 本方具有行气温中、散寒化湿、疏肝解郁的功效。适用于气机郁滞、寒湿中阻及伴有肝郁者。方中以木香、砂仁、苍术、厚朴、甘草（即香砂平胃散）行气温中，散寒化湿；配伍台乌药、生姜、枳壳以增强温中理气的作用；香附、青皮疏肝理气解郁。<br><br>若寒甚，腹痛较剧，得温症减，肢冷，可加高良姜、肉桂温中理气止痛；兼有热象，口苦，舌红者，去台乌药、苍术，加吴茱萸、黄连（即左金丸）泻肝清热；老年体虚，或兼见神疲、乏力、便溏者，可加党参、白术益气健脾。 | 方中以沉香、木香、台乌药理气宽中，大黄、槟榔、枳实通腑导滞。<br><br>可加山楂、莱菔子以增强健胃消食的作用。痰浊中阻，呕恶苔腻者，可酌加半夏、陈皮、生姜化痰降逆。因蛔虫结聚，阻于肠道者，可加服驱蛔药，并酌情配用乌梅丸。 |

| 备注 | 聚证发作之时以实证表现为主，但若反复发作，常导致脾胃虚弱，运化无力，以致更易发生气聚腹痛，对这类患者，平时可用香砂六君子汤健运脾胃，调理气机。 |
|---|---|

## 2. 积证

| 证型 / 论治 | 气滞血阻 | 气结血瘀 | 正虚瘀结 |
|---|---|---|---|
| 脉象 | 脉弦 | 脉弦滑或细涩 | 脉弦细或细数 |
| 症状 | 积证初起，积块软而不坚，固着不移，胀痛并见，舌苔薄白。 | 腹部积块渐大，按之较硬，痛处不移，饮食减少，体倦乏力，面色晦暗，消瘦，时有寒热，女子或见经闭不行，舌青紫，或有瘀点瘀斑。 | 积块坚硬，疼痛逐渐加剧，饮食大减，面色萎黄或黧黑，消瘦脱形，舌色淡或紫，舌苔灰糙或舌光无苔。 |
| 治法 | 理气活血，通络消积 | 祛瘀软坚，补益脾胃 | 补益气血，化瘀消积 |
| 代表方剂 | 荆蓬煎丸 | 膈下逐瘀汤、六君子汤 | 八珍汤、化积丸 |
| 方解 | 本方以木香、青皮、茴香、枳壳、槟榔理气散结，三棱、莪术活血消积。可合用失笑散（蒲黄、五灵脂）或金铃子散（金铃子、延胡索），以增强活血化瘀、散结止痛的作用。 | 方中以当归、川芎、桃仁、红花、赤芍、五灵脂、延胡索活血化瘀、通络止痛，香附、乌药、枳壳行气止痛，甘草益气缓中。可酌加丹参、莪术、三棱、鳖甲、瓦楞子，以增强活血消积的作用，或配合服用鳖甲煎丸、化癥回生丹消癥散积。 | 八珍汤为补益气血的常用效方。气虚甚者，可加黄芪、淮山药、薏苡仁益气健脾。舌光红无苔、脉象细数者，为阴液大伤，可酌加生地黄、玄参、玉竹养阴生津。化积丸中以三棱、莪术、香附、苏木、五灵脂、瓦楞子活血祛瘀、软坚散结，阿魏消痞去积，海浮石化痰软坚散结，槟榔理气泻下（便溏或腹泻者宜去）。可酌加丹参、鳖甲活血软坚散结。 |

## 第10章 辨脉诊治气血津液病证

| 备注 | 在治疗积证的过程中，以下二法可结合辨证方药同时应用：1. 积证不论初起或久积，均可配合外治法，如敷贴阿魏膏、水红花膏，有助于活血散结、软坚消积；2. 病属积证，而西医诊断为肿瘤的患者，除按上述辨证论治选方用药外，可酌情选加一些具有一定抗肿瘤作用的中草药，其中相当部分属于清热解毒、消肿散结的药物，如半枝莲、半边莲、白花蛇舌草、重楼、夏枯草、垂盆草、菝葜、虎杖。 |
|---|---|

### ◆【预防与调摄】

饮食有节，起居有常，注意冷暖，调畅情志，保持正气充沛，气血流畅，是预防积聚的重要措施。此外，在血吸虫流行的区域，要杀灭钉螺，整治疫水，做好防护工作，避免感染虫毒。黄疸、疟疾、久泻、久痢患者病情缓解后，要继续清理湿热余邪，舒畅气机，条肝运脾，防止邪气残留、气血郁结成积。积聚兼有气血损伤者，宜进食营养丰富、易于消化的食物，以补养气血，易于康复。

# 厥证

厥证是一种急性病证,临床上以突然发生一时性昏倒,不省人事,或伴有四肢逆冷为主要症状。轻者短时间内即可苏醒,重者一厥不醒,预后不良。其病因有体质禀赋脏腑气血偏颇、情志精神刺激以及暴感外邪等,病机在于气机逆乱,升降失调,气血阴阳不相顺接。厥证分为五种,即气厥、血厥、痰厥、暑厥、食厥,由于病机转归有虚实之分,临证时应根据不同类型区别虚实而辨治。在治疗上,鉴于本证为危急之候,故应采用综合急救措施,及时救治,使之神醒厥回。

各型之厥,特点不同,但也有其内在的联系,这种联系主要是由生理上的关联和病因病机的共性所决定的。例如气厥与血厥,因气为血帅,血为气母而互相影响,又如痰厥与气厥由于痰随气动而互相联系。至于情志过极以致气血逆乱而发厥,则与气厥、血厥、痰厥均有密切关系。因此临床上既要注意厥证不同类型的特点,又要把握厥证的共性,相互参见,全面兼顾,方能提高疗效。

◆【辨证论治】

1. 气厥

| 论治\证型 | 实证 | 虚证 |
|---|---|---|
| 脉象 | 脉浮或沉弦 | 脉沉细微 |
| 症状 | 由情志异常、精神刺激所导致,突然昏倒,不省人事,或四肢厥冷,呼吸气粗,口噤拳握,舌苔薄白。 | 发病前有明显的情绪紧张、恐惧、疼痛或站立过久等诱发因素,发作时眩晕昏仆,面色苍白,呼吸微弱,汗出肢冷,舌淡。 |
| 治法 | 开窍,顺气,解郁 | 补气,回阳,醒神 |
| 代表方剂 | 通关散、五磨饮子 | 四味回阳饮 |

| | | |
|---|---|---|
| 方解 | 本证因肝气不舒，气机逆乱而厥。"急则治其标"，应先以搐鼻取嚏，通关开窍，急救催醒。通关散以皂角辛温开窍，细辛走窜宣散，合用以通诸窍。五磨饮子以沉香、乌药降气调肝，槟榔、枳实、木香行气破滞。可酌加檀香、丁香、藿香以理气宽胸。<br>若肝阳偏亢，头晕而痛，面赤燥热，可酌加钩藤、石决明、磁石平肝潜阳；若兼有痰热，症见喉中痰鸣，痰涌气塞，可酌加胆南星、贝母、橘红、竹沥涤痰清热；若醒后哭笑无常，睡眠不宁，可酌加茯神、远志、酸枣仁安神宁志。 | 本证临床较为多见，尤以体弱的年轻女性易于发生。首先急用生脉注射液或参附青注射液静脉推注或滴注，以补气摄津醒神。亦可用四味回阳饮加味，方中用人参大补元气，附子、炮姜温里回阳，甘草调中缓急，共奏补气温阳之效。若汗出多，加黄芪、白术、煅龙骨、煅牡蛎以加强益气功效，更能固涩止汗；若心悸不宁，加远志、柏子仁、酸枣仁养心安神；若纳谷不香，食欲不振，加白术、茯苓、陈皮健脾和胃。 |

### 2. 血厥

| 论治＼证型 | 实证 | 虚证 |
|---|---|---|
| 脉象 | 脉弦有力 | 脉芤或细数无力 |
| 症状 | 多因急躁恼怒而发，突然昏倒，不省人事，牙关紧闭，面赤唇紫，舌暗红。 | 因失血过多而发，突然昏厥，面色苍白，口唇无华，四肢震颤，自汗肢冷，目陷口张，呼吸微弱，舌淡。 |
| 治法 | 开窍，活血，顺气，降逆 | 补养气血 |
| 代表方剂 | 清开灵注射液、通瘀煎 | 急用独参汤灌服，继服人参养营汤 |

| | |
|---|---|
| 方解 | 本证气血并逆于上,清窍壅塞,先用清开灵注射液静脉推注或滴注,以开其闭;然后用通瘀煎,方中以当归尾、红花、山楂活血散瘀,乌药、青皮、木香、香附顺气开郁,泽泻性下行而泻,引气血而下。可加用石决明、钩藤、牛膝平肝潜阳。急躁易怒,肝热者加菊花、牡丹皮、龙胆草;兼见阴虚不足,眩晕头痛者,加生地黄、枸杞子、珍珠母。 | 独参汤即重用一味人参,大补元气,所谓"有形之血不能速生,无形之气所当急固"。亦可用人参注射液、生脉注射液静脉推注或滴注。同时对急性失血过多者,应及时止血并采取输血措施。缓解后继用人参养营汤补养气血,方中人参、黄芪为主君药,以益气,佐当归、熟地黄养血,白芍、五味子敛阴,白术、茯苓、远志、甘草健脾安神,肉桂温养气血,生姜大枣和中补益,陈皮行气。自汗肢冷,呼吸微弱者,加附子、干姜温阳;口干少津者,加麦冬、玉竹、沙参养阴;心悸少寐者,加龙眼肉、酸枣仁养心安神。 |

### 3. 痰厥

| 证型论治 | 痰厥 |
|---|---|
| 脉象 | 脉沉滑 |
| 症状 | 素有咳喘宿痰,多湿多痰,恼怒或剧烈咳嗽后突然昏厥,喉有痰声,或呕吐涎沫,呼吸气粗,舌苔白腻。 |
| 治法 | 行气豁痰 |
| 代表方剂 | 导痰汤 |
| 方解 | 本方以二陈汤加枳实、胆南星而成。方中用陈皮、枳实理气降逆,半夏、胆南星、茯苓燥湿祛痰。可加紫苏子、白芥子化痰降气。痰湿化热,口干、便秘,舌苔黄腻,脉滑数者,加黄芩、山栀子、竹茹、瓜蒌仁清热降火。 |

### 4. 暑厥

| 证型论治 | 暑厥 |
|---|---|
| 脉象 | 脉洪数 |

# 第10章 辨脉诊治气血津液病证

| 症状 | 发于暑热夏季，面红身热，突然昏仆，甚至谵妄，眩晕头痛，舌红干。 |
|---|---|
| 治法 | 清暑益气，开窍醒神 |
| 代表方剂 | 清开灵注射液、万氏牛黄清心丸或紫雪丹、白虎加人参汤 |
| 方解 | 首先将患者迅速移至阴凉通风之处，吸氧、输液，采取有效措施降温。用清开灵注射液静脉推注或滴注，灌服万氏牛黄清心丸或紫雪丹以开窍醒神。继而服用白虎加人参汤或清暑益气汤。前者用人参益气保津，白虎汤清热解暑；后者用西洋参生津益气，麦冬、知母滋阴清热，黄连、竹叶、荷梗、西瓜翠衣清解暑热。 |

5. 食厥

| 证型<br>论治 | 食厥 |
|---|---|
| 脉象 | 脉滑实 |
| 症状 | 食后突然昏厥，气息窒塞，脘腹胀满，舌苔厚腻。 |
| 治法 | 和中消导 |
| 代表方剂 | 食后不久而发厥，先用盐汤探吐祛邪，再用神术散、保和丸加减治之。食后腹胀，大便不通者，可用小承气汤导下。 |
| 方解 | 小承气汤方中以厚朴、枳实去上焦、中焦满闷、痞胀，以大黄荡胃中之实热，诸药合用，可以轻下热结，除满消痞。 |

◆【预防与调摄】

加强锻炼，注意营养，增强体质。注意思想修养，陶冶情志，避免不良的精神和环境刺激。对已发厥证者，要加强护理，密切观察病情的发展、变化，采取相应措施救治。患者苏醒后，要消除其紧张情绪，针对不同的病因予以不同的饮食调养，如暑厥宜给予清凉素淡饮食，并多进食鲜水果或果汁。所有厥证患者应严禁烟酒及辛辣香燥之品，以免助热生痰，加重病情。

# § 瘿病 §

瘿病以颈前出现肿块为基本临床特征。主要由情志内伤、饮食及水土失宜所引起，但与体质有密切关系，气滞痰凝蕴结颈前是瘿病的基本病理，久则血行瘀滞，脉络瘀阻。部分病例痰气郁结化火，而出现肝火旺盛及心肝阴虚等阴虚火旺的病理变化。治疗瘿病的主要治则有理气化痰、活血软坚、滋阴降火，应针对不同的证候而选用适当的方药。防止情志内伤及注意饮食调摄是预防瘿病的两个重要方面。

◆【辨证论治】

| 证型 论治 | 气郁痰阻 | 痰结血瘀 | 肝火炽盛 | 肝阴虚 |
|---|---|---|---|---|
| 脉象 | 脉弦 | 脉弦或涩 | 脉弦数 | 脉弦细数 |
| 症状 | 颈前正中肿大，质软不痛；颈部觉胀，胸闷，善太息，或兼胸胁窜痛，病情的波动常与情志因素有关，苔薄白。 | 颈前出现肿块，按之较硬或有结节，肿块经久未消，胸闷，纳差，苔薄白或白腻。 | 颈前轻度或中度肿大，一般柔软、光滑，烦热，容易出汗，性情急躁易怒，眼球突出，手指颤抖，面部烘热，口苦，舌红，苔薄黄。 | 瘿肿或大或小，质软，病起缓慢，心悸不宁，心烦少寐，易出汗，手指颤动，眼干，目眩，倦怠乏力，舌红，舌体颤动。 |
| 治法 | 理气舒郁，化痰消瘿 | 理气活血，化痰消瘿 | 清肝泻火 | 滋养阴精，宁心柔肝 |
| 代表方剂 | 四海舒郁丸加减 | 海藻玉壶汤加减 | 栀子清肝汤合藻药散加减 | 天王补心丹加减 |

## 第10章 辨脉诊治气血津液病证

| 方解 | | | | |
|---|---|---|---|---|
| | 方中以青木香、陈皮疏肝理气，昆布、海带、海藻、海螵蛸、海蛤壳化痰软坚，消瘿散结。胸闷、胁痛者，加柴胡、郁金、香附理气解郁；咽颈不适加桔梗、牛蒡子、木蝴蝶、射干利咽消肿。 | 方中以海藻、昆布、海带化痰软坚，消瘿散结；青皮、陈皮、半夏、贝母、连翘、甘草理气化痰散结；当归、川芎养血活血，共同起到理气活血、化痰消瘿的作用。结块较硬及有结节者，可酌加黄药子、三棱、莪术、露蜂房、丹参等，以增强活血软坚，消瘿散结的作用；胸闷不舒加郁金、香附理气开郁；郁久化火而见烦热、舌红、苔黄、脉数者，加夏枯草、牡丹皮、玄参以清热泻火；纳差、便溏者，加白术、茯苓、淮山药健脾益气。 | 山栀子清肝汤中，以柴胡、芍药疏肝解郁清热；茯苓、甘草、当归、川芎益脾养血活血，山栀子、牡丹皮清泻肝火，配合牛蒡子散热利咽消肿。藻药散以海藻、黄药子消瘿散结，且黄药子有凉血降火的作用。肝火亢盛，烦躁易怒，脉弦数者，加龙胆草、夏枯草清肝泻火；风阳内盛，手指颤抖者，加石决明、钩藤、白蒺藜、牡蛎平肝息风；兼见胃热内盛而见多食易饥者，加生石膏、知母清泻胃热。 | 方中以生地黄、玄参、麦冬、天冬养阴清热，人参、茯苓、五味子、当归益气生血，丹参、酸枣仁、柏子仁、远志养心安神。肝阴亏虚、肝经不和而见胁痛隐隐者，可用一贯煎加枸杞子、川楝子养肝疏肝；虚风内动，手指及舌体颤动者，加钩藤、白蒺藜、白芍平肝息风；脾胃运化失调致大便稀溏，便次增加者，加白术、薏苡仁、淮山药、麦芽健运脾胃；肾阴亏虚而见耳鸣、腰酸膝软者，酌加龟板、桑寄生、牛膝、菟丝子滋补肾阴；病久正气伤耗、精血不足而见消瘦乏力，妇女月经少或经闭，男子阳痿者，可酌加黄芪、山茱萸、熟地黄、枸杞子、制首乌补益正气、滋养精血。 |

| 备注 | 瘿病的治疗一般均以理气化痰、活血软坚、消瘿散结为主。但对于火旺及阴虚表现明显的瘿病，则应重在滋阴降火，此时若用消瘿散结的药物，一般多选用黄药子。黄药子有小毒，久服对肝脏不利，因本病治疗时间往往较长，在需要较长时间服用时，黄药子的剂量以不超过12克为宜，以免损害肝脏。 |
| --- | --- |

## ◆【预防与调摄】

因水土失宜所致者，应注意饮食调摄，在容易发生缺碘性甲状腺肿的地区，可经常食用海带，使用加碘食盐（食盐中加入万分之一的碘化钠或碘化钾）。患者应保持精神愉快，防止情志内伤。在病程中，要密切观察瘿肿的形态、大小、质地软硬及活动度等方面的变化。如瘿肿经治不消，增大变硬，应高度重视，防止恶变。

# 第11章

## 辨脉诊治经络肢体病证

# 头痛

头痛的病因虽多，总不外乎外感与内伤两类。外感以风邪为主，挟寒、挟热、挟湿，其证属实。内伤头痛有虚有实，肾虚、气虚、血虚头痛属虚，肝阳、痰浊、瘀血头痛属实，或虚实兼挟。故头痛应辨内外虚实，治疗亦相应采用补虚泻实。外感头痛以祛邪活络为主，分辨兼挟之邪而分别以祛风、散寒、化湿、清热治之。内伤头痛补虚为要，视其虚实性质，分别治以补肾、益气、养血、化痰、祛瘀为治。在辨证基础上，根据病变的脏腑经络，选加引经药效果较好，除服药外还可配合针灸及外治法治疗，常可提高疗效。

◆【辨证论治】

1. 外感头痛

| 论治\证型 | 风寒证 | 风热证 | 风湿证 |
|---|---|---|---|
| 脉象 | 脉多浮紧 | 脉浮数 | 脉濡 |
| 症状 | 头痛起病较急，其痛如破，痛连项背，恶风畏寒，口不渴，苔薄白。 | 起病急，头呈胀痛，甚则头痛如裂，发热或恶风，口渴欲饮，面红目赤，便秘溲黄，舌红苔黄。 | 头痛如裹，肢体困重，胸闷纳呆，小便不利，大便溏，苔白腻。 |
| 治法 | 疏风散寒 | 疏风清热 | 祛风胜湿 |
| 代表方剂 | 川芎茶调散 | 芎芷石膏汤 | 羌活胜湿汤 |
| 方解 | 方中川芎、羌活、白芷、细辛发散风寒，通络止痛，其中川芎可行血中之气，祛血中之风，上行头目，为外感头痛要药；薄荷、荆芥、防风上行升散，助川芎、羌活、白芷、细辛疏风止痛；茶水调服，取其苦寒之性，协调诸风药温燥之性，共奏疏风散寒，通络止痛之功。 | 方中以川芎、白芷、菊花、石膏为君药，以疏风清热。川芎、白芷、羌活、藁本善止头痛，但偏于辛温，故伍以菊花、石膏校正其温性，变辛温为辛凉，疏风清热而止头痛。应用时若风热较甚，可去羌活、藁本，改用黄 | 该方治湿气在表，真头痛头重证。因湿邪在表，故以羌活、独活、防风、川芎、藁本、蔓荆子祛风以胜湿，湿去表解，清阳之气得布，则头痛身困可解；甘草助诸药辛甘发散，并调 |

# 第11章 辨脉诊治经络肢体病证

| 方解 | 若鼻塞流清涕，加苍耳子、辛夷散寒通窍；项背强痛，加葛根疏风解肌；呕恶苔腻，加藿香、半夏和胃降逆；巅顶痛加藁本祛风止痛，若巅顶痛甚，干呕，吐涎，甚则四肢厥冷，苔白，脉弦，为寒犯厥阴，治当温散厥阴寒邪，方用吴茱萸汤加半夏、藁本、川芎之类，以吴茱萸暖肝温胃，人参、生姜、大枣助阳补土，使阴寒不得上升，全方协同以收温散降逆之功。 | 芩、山栀子、薄荷辛凉清解；发热甚，加金银花、连翘清热解毒；若热盛津伤，症见舌红少津，可酌加知母、石斛、天花粉清热生津；若大便秘结，口鼻生疮，腑气不通，可合用黄连上清丸，苦寒降火，通腑泄热。 | 和诸药。若湿浊中阻，症见胸闷纳呆、便溏，可酌加苍术、厚朴、陈皮燥湿宽中；若恶心呕吐，可酌加生姜、半夏、藿香芳香化浊，降逆止呕；若见身热汗出不畅，胸闷口渴，为暑湿所致，宜清暑化湿，用黄连香薷饮加藿香、佩兰。 |

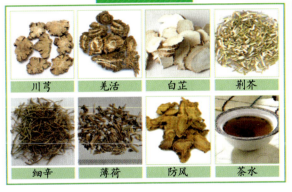

川芎茶调散：川芎、羌活、白芷、荆芥、细辛、薄荷、防风、茶水

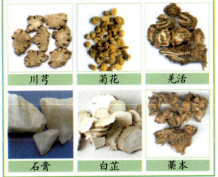

芎芷石膏汤：川芎、菊花、羌活、石膏、白芷、藁本

## 2. 内伤头痛

| 证型<br>论治 | 肝阳证 | 肾虚证 | 气血虚证 | 痰浊证 | 瘀血证 |
|---|---|---|---|---|---|
| 脉象 | 脉弦有力 | 脉沉细无力 | 脉沉细而弱 | 脉滑或弦滑 | 脉沉细或细涩 |
| 症状 | 头胀痛而眩，心烦易怒，面赤口苦，或兼耳鸣胁痛，夜眠不宁，舌红苔薄黄。 | 头痛而空，每兼眩晕耳鸣，腰膝酸软，遗精带下，少寐健忘，舌红少苔。 | 头痛而晕，遇劳加重，面色少华，心悸不宁，自汗，气短，畏风，神疲乏力，舌淡苔薄白。 | 头痛昏蒙，胸脘满闷，呕恶痰涎，苔白腻，或舌胖大有齿痕。 | 头痛经久不愈，其痛如刺，入夜尤甚，固定不移，或头部有外伤史，舌紫或有瘀斑、瘀点，苔薄白。 |

| 治法 | 平肝潜阳 | 滋阴补肾 | 气血双补 | 健脾化痰，降逆止痛 | 活血通窍止痛 |
|---|---|---|---|---|---|
| 代表方剂 | 天麻钩藤饮 | 大补元煎 | 八珍汤 | 半夏白术天麻汤 | 通窍活血汤 |
| 方解 | 本方重在平肝潜阳息风，对肝阳上亢，甚至肝风内动所致的头痛证均可获效。方用天麻、钩藤、石决明以平肝潜阳，黄芩、山栀子清肝火，牛膝、杜仲、桑寄生补肝肾，夜交藤、茯神养心安神。临床应用时可酌加龙骨、牡蛎以增强重镇潜阳之力。若肝肾阴虚，症见朝轻暮重，或遇劳加重，舌红苔薄少津，脉弦细者，酌加生地黄、何首乌、女贞子、枸杞子、旱莲草滋养肝肾；若头痛甚，口苦、胁痛，肝火偏旺，加郁金、龙胆草、夏枯草以清肝泻火，火热较甚，亦可用龙胆泻肝汤清降肝火。 | 本方重在滋补肾阴，以熟地黄、山茱萸、山药、枸杞子滋补肝肾之阴，人参、当归气血双补，杜仲益肾强腰。腰膝酸软，可加续断、怀牛膝以壮腰膝；遗精、带下量多，加莲须、芡实、金樱子收敛固涩。待病情好转，可常服杞菊地黄丸或六味地黄丸补肾阴、潜肝阳以巩固疗效。若头痛畏寒，面白、四肢不温，舌淡，脉沉细而缓，证属肾阳不足，可用右归丸温补肾阳，填精补髓；若兼见外感寒邪，可投麻黄附子细辛汤散寒温里，表里兼治。 | 方中以四君子汤健脾补中而益气，又以四物汤补肾而养血。酌加菊花、蔓荆子清头明目以治标，标本俱治，可提高疗效。 | 本方具有健脾化痰，降逆止呕，平肝息风之功。以半夏、生白术、茯苓、陈皮、生姜健脾化痰、降逆止呕，令痰浊祛则清阳升而头痛减；天麻平肝息风，为治头痛、眩晕之要药。<br><br>可酌加厚朴、蔓荆子、白蒺藜运脾燥湿，祛风止痛。若痰郁化热显著者，可加竹茹、枳实、黄芩清热燥湿。 | 方中麝香、生姜、葱白温通经络，桃仁、红花、川芎、赤芍活血化瘀，大枣一味甘缓扶正，防化瘀伤正。可酌加郁金、石菖蒲、细辛、白芷以理气宣窍，温经通络；头痛甚者，可加全蝎、蜈蚣、地鳖虫等虫类药以收逐风邪，活络止痛；久病气血不足，可加黄芪、当归以助活络化瘀之力。 |

| 备注 | 治疗上述各证,均可根据经络循行在相应的方药中加入引经药,能显著地提高疗效。一般太阳头痛选加羌活、防风;阳明头痛选加白芷、葛根;少阳头痛选用川芎、柴胡;太阴头痛选用苍术;少阴头痛选用细辛;厥阴头痛选用吴茱萸、藁本等。<br>偏头风,又称偏头痛,其病暴发,痛势甚剧,或左或右,或连及眼、齿,痛止如常人,不定期地反复发作,此多肝经风火所致,治宜平肝息风为主,可用天麻钩藤饮或羚角钩藤汤治之。 |
| --- | --- |

◆ 【预防与调摄】

　　头痛的防治应减少可能引发头痛的一切病因,包括避免头、颈部的软组织损伤、感染、避免接触及摄入刺激性食物、避免情绪波动,同时还应及时诊断及治疗继发性头痛的原发性疾病。镇静药、抗癫痫药以及三环类抗抑郁药物对于预防偏头痛、紧张性头痛等原发性头痛有一定效果。

　　头痛患者应减少食用巧克力、乳酪、酒、咖啡、茶叶等易诱发疼痛的食物。同时饮食应清淡,忌食辛辣刺激、生冷的食物,头痛发作期应禁食火腿、干奶酪、保存过久的野味。

# § 痹病 §

痹病是正气不足，感受风寒湿热外邪，阻滞经络，痹阻气血，引起肌肉、筋骨、关节等部位酸痛、麻木、重着、肿胀、屈伸不利或关节肿大、变形为临床表现的病证。随着病程的发展，可形成痰瘀痹阻，气血耗伤，甚至内传脏腑。辨证应分清虚实及病邪的偏胜。其病机是邪气阻滞，故祛邪活络、缓急止痛为治疗大法，但祛风、散寒、除湿、清热应互相配合，分清主次，并视病情佐以养血祛风、温阳散寒、健脾化湿及凉血清热之法，以增强祛邪活络之力；病程日久应辅以补益气血、补养肝肾、祛痰、化瘀之法，虚实兼顾，标本并治。痹病的预防与调摄，应从加强锻炼、避免受邪着手，以提高机体的防御能力和促进痹病的康复。

◆【辨证论治】

| 论治\证型 | 行痹 | 痛痹 | 着痹 |
|---|---|---|---|
| 脉象 | 脉浮或浮紧 | 脉弦紧 | 脉濡缓 |
| 症状 | 肢体关节、肌肉酸痛，上下左右关节游走不定，但以上肢为多见，以寒痛为多，亦可轻微热痛，或见恶风寒，舌苔薄白或薄腻。 | 肢体关节疼痛较剧，甚至关节不可屈伸，遇冷痛甚，得热则减，痛处多固定，亦可游走，皮色不红，触之不热，苔薄白。 | 肢体关节疼痛重着、酸楚，或有肿胀，痛有定处，肌肤麻木，手足困重，活动不便，苔白腻。 |
| 治法 | 祛风通络，散寒除湿 | 温经散寒，祛风除湿 | 除湿通络，祛风散寒 |
| 代表方剂 | 宣痹达经汤 | 乌头汤 | 薏苡仁汤加减 |
| 方解 | 方以蜂房、乌梢蛇、土鳖虫、螳螂通经活络以宣痹；威灵仙、羌活、防风、秦艽、豨莶草、青风藤疏风祛邪；当归养血活血；穿山甲搜剔络脉瘀滞。 | 方中以制川乌、麻黄温经散寒，宣痹止痛；芍药、甘草缓急止痛；黄芪益气固表，并能利血通痹；蜂蜜甘缓，益血养筋，制乌头燥热之毒。可选加羌活、独活、防风、秦艽、威灵仙祛风除湿；加姜黄、当归活血通络；寒甚者可加制附片、桂枝、细辛温经散寒。 | 方以薏苡仁、苍术健脾渗湿；羌活、独活、防风祛风胜湿；川乌、麻黄、桂枝温经散寒；当归、川芎养血活血；生姜、甘草健脾和中。关节肿胀者，加秦艽、草薢、防己、木通、姜黄除湿通络；肌肤不仁，加海桐皮、豨莶草祛风通络，或加黄芪、红花益气通痹。 |

## 第11章 辨脉诊治经络肢体病证

| 论治\证型 | 热痹 | 尪痹 | 血亏虚证 |
|---|---|---|---|
| 脉象 | 脉滑数 | 脉细涩 | 脉多沉虚而缓 |
| 症状 | 肢体关节疼痛，痛处焮红灼热，肿胀疼痛剧烈，得冷则舒，筋脉拘急，日轻夜重，多兼有发热，口渴，烦闷不安，舌红，苔黄腻或黄燥。 | 肢体关节疼痛，屈伸不利，关节肿大、僵硬、变形，甚则肌肉萎缩，筋脉拘急，肘膝不得伸，或尻以代踵、脊以代头而成废人，舌暗红。 | 四肢乏力，关节酸沉，绵绵而痛，麻木尤甚，汗出畏寒，时见心悸，纳呆，颜面微青而白，形体虚弱，舌淡红欠润滑，苔黄或薄白。 |
| 治法 | 清热通络，祛风除湿 | 补肾祛寒，活血通络 | 益气养血，舒筋活络 |
| 代表方剂 | 白虎加桂枝汤 | 补肾祛寒治尪汤 | 气血并补荣筋汤 |
| 方解 | 方以白虎汤清热除烦；桂枝疏风通络。可加忍冬藤、连翘、黄柏清热解毒；海桐皮、姜黄、木防己、威灵仙活血通络，祛风除湿。若皮肤有瘀斑者，酌加牡丹皮、生地黄、地肤子清热凉血散瘀。 | 方以川续断、补骨脂、骨碎补、淫羊藿补肾壮筋骨；制附片补肾阳除寒邪；熟地黄填精补血滋养肝肾；桂枝、独活、威灵仙祛风散寒除湿；白芍养血缓急舒筋。 | 方中以生薏苡仁、茯苓、生白术、首乌、当归、砂仁、熟地黄、黄精益气补血而荣筋；蜂房、乌梢蛇、豨莶草、络石藤、金毛狗脊、秦艽活络导滞通经，宣痹止痛；菟丝子补肝肾，强筋骨。 |

◆ 【预防与调摄】

痹病是因正气不足，感受外在的风寒湿热之邪而成。因此，平时注意调摄，增强体质及加强病后调摄护理，便显得格外重要。预防方面，锻炼身体，增强机体御邪能力；创造条件，改善阴冷潮湿的工作、生活环境，避免外邪入侵；一旦受寒、冒雨应及时治疗，如服用姜汤、午时茶祛邪都有助于预防痹病的发生。病后调摄护理，需做好防寒保暖工作；应保护病变肢体，提防跌仆以免受伤；视病情适当对患处进行热熨、冷敷，可配合针灸、推拿进行治疗；鼓励和帮助患者对病变肢体进行功能锻炼，有助于痹病康复。

# 痉病

痉病是以项背强急，四肢抽搐，甚至角弓反张为主要表现的病证，其基本病机为筋脉失养，与肝、脾（胃）、肾及督脉密切相关，但病因有外感、内伤之分。外感或因风寒湿邪壅阻于经，或湿热之邪留滞于络，或火热之邪直趋肝胃，内热炽盛而阴伤，均致筋脉失濡；内伤多由久病、亡血或误汗吐下而致伤津脱液，亡血失精，也有因久病而痰瘀内阻者。故应先辨清外感内伤，虚实寒热而后施治，外邪壅滞经络，治宜祛风散寒除湿或清利湿热以通络脉；热甚发痉、温热致痉宜泄热存阴，增液柔筋镇痉；痰瘀内阻者，宜益气活血，祛痰通络，通窍止痉；而气血亏虚则应益气补血，缓急止痉。痉病属危急病证，危及生命，故治疗应积极有效，并做好调摄护理工作，而预防则十分重要，见到高热、失血、亡津等病证时，要及时清热、滋阴、养液、补益气血，以防止痉病的发生。

◆ 【辨证论治】

| 证型<br>论治 | 邪壅经络 | 热甚发痉 | 温热致痉 | 瘀血内阻 | 气血亏虚 |
|---|---|---|---|---|---|
| 脉象 | 脉浮紧 | 脉弦数 | 脉弦数或洪数 | 脉沉细而涩 | 脉沉细 |
| 症状 | 头痛，项背强直，恶寒发热，无汗或有汗，肢体酸重，甚至口噤不语，四肢抽搐，舌苔白。 | 发热胸闷，心烦，急躁，口噤，齘齿，项背强急，甚则角弓反张，手足挛急，腹胀便秘，苔黄腻。 | 壮热头痛，呕吐，自汗，口噤，抽搐，角弓反张，甚则神昏，谵语，口渴喜饮，舌红绛，苔黄燥。 | 头痛如刺，项背强直，形瘦神疲，四肢抽搐，舌紫暗，边有瘀斑。 | 素体虚弱，或失血，或汗下太过，症见项背强急，四肢抽搐，头晕目眩，自汗，神疲，气短，舌淡红，苔薄而少津。 |
| 治法 | 祛风散寒，燥湿和营 | 泄热存阴，增液柔筋 | 清热透络，镇痉止抽 | 益气化瘀，活络止痉 | 益气补血，缓急止痉 |

# 第11章 辨脉诊治经络肢体病证

| 代表方剂 | 羌活胜湿汤 | 增液承气汤 | 羚麻白虎汤 | 通窍活血汤 | 圣愈汤 |
|---|---|---|---|---|---|
| 方解 | 方以羌活、独活、防风、藁本祛风胜湿；川芎、蔓荆子祛风止痛，使邪祛络畅，营和痉解而愈。项背强直，加葛根解肌；肢体拘急，加白芍柔筋缓急；口噤不语，加石菖蒲、远志开窍；若寒甚无汗，宜解肌发汗，用葛根汤治之。方中葛根味甘，生津滋养筋脉，以解项背肌肉之强急；麻黄、桂枝解表散寒；芍药、甘草酸甘化阴，助葛根缓急止痉；生姜、大枣调和营卫。若风邪甚，发热不恶寒，汗出，头痛，治宜和营养津，方用瓜蒌桂枝汤。以桂枝汤调和营卫，解表散邪；瓜蒌根清热生津，和络柔筋。若身热，筋脉拘急，胸脘痞闷，渴不欲饮，溲短赤，苔黄腻，脉滑数，此湿热入络，宜清热化湿，通络和营，方用三仁汤清热化湿，酌加地龙、丝瓜络、威灵仙以增强活络通经之力。 | 方中大黄、芒硝荡涤积热，泄热以存阴；玄参、生地黄、麦冬养阴清热，增液柔筋。全方合用热去津生，筋柔而痉解。若腹胀便秘，加厚朴、枳实理气导滞；若热伤津而无腑实证，可用白虎加人参汤，以清热救津；若抽搐甚者，酌加地龙、全蝎、菊花、钩藤息风止痉；急躁心烦者，加山栀子、淡竹叶以清心除烦。 | 方以白虎汤清热生津；山羊角清热解毒而镇痉；天麻缓急止抽。方中可酌加银花藤、钩藤、丝瓜络、木瓜透络缓痉。角弓反张，抽搐甚者，可加全蝎、蜈蚣息风止痉；热势盛者，加生地黄、玄参养阴清热；呕吐者，加竹茹、枇杷叶、代赭石降逆止吐；神昏谵语者，送服成药安宫牛黄丸或局方至宝丹，清心开窍，醒神镇痉，若用水煎剂，方中犀角应易以水牛角。 | 方中麝香、老葱活络通窍；桃仁、红花、川芎、赤芍活血化瘀。可加四君子汤健脾益气，以助活血化瘀之力。胸膈血瘀甚者，用血府逐瘀汤加味。两方都可加全蝎、蜈蚣、僵蚕、钩藤通络息风止痉。苔腻脉弦者，加半夏、白芥子、天麻化痰通络止痉。 | 方中以人参、黄芪大补元气，益气以生血；四物汤养血活血，全方合用，气血双补，能温煦经络，濡养筋脉而止痉。宜加天麻、钩藤、葛根缓急平肝而止痉。若吐泻后而抽搐，可重用白芍，加乌梅、木瓜、甘草，酸甘化阴，柔筋缓痉；若高热后阴伤，手足蠕动，可用大定风珠、三甲复脉汤滋阴潜阳而止痉。 |

◆【预防与调摄】

痉病的预防十分重要。若能有效地预防其发病，对减少病残率、降低病死率具有重要意义。关键在于对易引起痉病的原发病进行积极有效的治疗。如外感病初起，宜积极疏散外邪，避免其壅塞经络；热盛于里，应及时清解并注意护津；见到亡血失津等病证时，应及时养血滋阴以濡筋。痉病发作前往往有先兆表现，应密切观察，及时处理。如发现双目不瞬、口角肌肉抽动当立即在辨证论治基础上酌加钩藤、全蝎等止痉药物急煎顿服，或用针刺治疗，防止发痉。

调摄方面，首先强调患者居室要安静，减少噪音刺激，减少探视；避免过凉或过热，以免因冷热刺激引起发作；床要平整松软，应设床栏，以免跌落；发作时要保护舌头，避免舌头咬伤和后坠，避免痰液和其他异物堵塞气道；于发作阶段宜高热量流质饮食，必要时采用鼻饲，病情稳定后可采取半流质饮食。在发作停止后要保证患者安静休息，护理与治疗的时间要合理，不要随便打扰患者。

# 第11章 辨脉诊治经络肢体病证

## § 痿病 §

痿病是以肢体痿弱，不能随意运动，甚至肌肉萎缩为主要表现的病证，是由外感六淫，内伤七情，房劳过度，饮食不节等因素，导致热邪灼津，脏腑亏损或湿热阻滞，气血津液阴精亏虚或不运，肌肉筋脉失养所致，但涉及肺胃肝肾，其病变虚多实少，热多寒少。治疗上采用调理脾胃、滋肾清热法，即"治痿独取阳明"和"泻南方，补北方"两大治则，以实现益气养血，滋液填精，温煦濡养肌肉筋脉的目的。因湿热、痰浊、瘀血阻滞所致者，又当采用化湿、清热、活血等治法，以畅其气血津精的运行。虚实夹杂者，补虚祛邪兼顾治疗。加强肢体活动和按摩，防止肌肉萎缩，预防褥疮等调护措施对痿病的康复十分重要。

◆【辨证论治】

| 证型<br>论治 | 肺热津伤 | 湿热浸淫 | 脾胃亏虚 | 肝肾亏损 |
|---|---|---|---|---|
| 脉象 | 脉细数 | 脉细数而濡 | 脉沉细或沉弱 | 脉沉细数 |
| 症状 | 病起发热之时，或热退后突然肢体软弱无力，皮肤枯燥，心烦口渴，咽干咳呛少痰，小便短少，大便秘结，舌红苔黄。 | 四肢痿软，肢体困重，或微肿麻木，尤多见于下肢，或足胫热蒸，或发热，胸脘痞闷，小便赤涩；舌红苔黄腻。 | 肢体痿软无力日重，食少纳呆，腹胀便溏，面浮不华，神疲乏力，舌淡，舌体胖大，苔薄白。 | 起病缓慢，四肢痿弱无力，腰脊酸软，不能久立，或伴眩晕、耳鸣、遗精早泄，或月经不调，甚至步履全废，腿胫大肉渐脱，舌红少苔。 |
| 治法 | 清热润肺，濡养筋脉 | 清热燥湿，通利筋脉 | 健脾益气 | 补益肝肾，滋阴清热 |
| 代表方剂 | 清燥救肺汤 | 加味二妙散 | 参苓白术散 | 虎潜丸 |

| 方解 | 方中以人参、麦冬、生甘草甘润生津，益气养阴；生石膏、霜桑叶、苦杏仁、火麻仁宣肺清热，润燥降逆；蜜炙枇杷叶、阿胶、炒胡麻仁润肺滋阴清燥。若壮热，口渴，汗多，则重用生石膏，还可加金银花、连翘以清热解毒，养阴生津；若咳呛少痰，加灸瓜蒌、桑白皮、贝母、知母润肺止咳化痰；咽干不利者，加天花粉、玉竹、百合养阴生津；若身热退净，食欲减退，口燥咽干较甚，证属肺胃阴伤，宜用益胃汤加薏苡仁、山药、生谷芽之类，益胃生津。 | 方中黄柏苦寒清热燥湿；苍术健脾燥湿；萆薢导湿热从小便而出；当归、牛膝活血通络；龟板滋阴潜阳，养肾壮骨。全方合用，有清化下焦湿热，而又不伤阴之效。若湿盛，伴胸脘痞闷，肢重且肿，可酌加厚朴、薏苡仁、茯苓、泽泻理气化湿；若长夏雨季，酌加藿香、佩兰芳香化浊；若形体消瘦，自觉足胫热气上腾，心烦，舌红或苔中剥，脉细数，为热甚伤阴，上方去苍术加生地黄、麦冬以养阴清热；若肢体麻木，关节运动不利，舌紫，脉细涩，为夹瘀之证，加赤芍、丹参、红花活血通络。 | 方中人参、白术、山药、白扁豆、莲子肉甘温健脾益气；茯苓、薏苡仁健脾渗湿；陈皮、砂仁和胃醒脾。若肥人多痰，可用六君子汤补脾化痰；中气不足，可用补中益气汤；心悸气短者，加黄芪、当归益气生血；肌肉麻木不仁，苔白腻者，加橘络、白芥子化痰通络；消瘦，舌质紫暗者，可用圣愈汤益气养血，酌加桃仁、红花、牛膝活血化瘀。 | 方中虎骨（可用狗骨代）、牛膝壮筋骨利关节；锁阳温肾益精；当归、白芍养血柔肝荣筋；黄柏、知母、熟地黄、龟板滋阴补肾清热；少佐陈皮以利气，干姜以通阳。本方治肝肾阴亏有热的痿病，为治疗肝肾亏损证的基本方。<br><br>热甚者去锁阳、干姜，或用六味地黄丸加牛骨髓、猪骨髓、鹿角胶、枸杞子、砂仁治之；若兼见面色萎黄不华，心悸，舌淡红，脉细弱者，酌加黄芪、党参、当归、鸡血藤以补养气血。 |
|---|---|---|---|---|
| 备注 | 可结合针灸、推拿、气功等综合治疗，有助于提高痿病的治疗效果。 | | | |

## ◆【预防与调摄】

针对病因预防，如锻炼身体，增强体质，防潮湿，适寒温，避免感受外邪；饮食有节，起居有时，不妄劳作及根据体质服用一些药物，如易感冒者服用玉屏风散，脾胃虚弱者服用六君子丸，老年人常服六味地黄丸等，可起到一定的预防作用。

突然发病或发热的患者，应卧床休息。对高热患者应注意病室通风和降温处理。对神志昏迷、呼吸困难、吞咽困难者，应特别护理，密切观察病情，及时做出应急处理。对痿废的肢体要进行按摩、理疗、锻炼以免肌肉进一步萎缩；长期卧床者，要按时帮助翻身，避免褥疮发生，同时做好防寒保暖，避免冻伤和烫伤。饮食上宜清淡而富于营养，少食辛辣肥甘、醇酒，以免助热生痰。

# § 颤震 §

颤震是因内伤或其他慢性病证致脑髓及肝脾肾受损，肌肉筋脉失养失控，发生头身肢体不自主地摇动、颤抖为主要表现的病证。病理性质虚多实少，病理因素为虚、风、痰、火、瘀，治疗则根据标本虚实，以扶正祛邪，标本兼顾为治疗原则，常采用填精补髓、益肾调肝、补气养血以扶正治本、清化痰热、息风止痉、活血通络为其治疗大法。对风阳内动者，治宜滋阴潜阳；髓海不足者，宜填精益髓；气血亏虚者，宜补中益气；痰热动风者，宜豁痰息风。若治疗得当，部分病例的症状可以得到缓解。但多数患者症状逐年加重，预后不良。所以除药物治疗外，重视调摄与预防是不可忽视的问题。

◆【辨证论治】

| 论治\证型 | 风阳内动 | 髓海不足 | 气血亏虚 | 痰热动风 |
|---|---|---|---|---|
| 脉象 | 脉弦 | 脉多沉弦无力或弦细而紧 | 脉沉濡无力或沉细 | 脉沉滑或沉濡 |
| 症状 | 眩晕头胀，面红，口干舌燥，易怒，腰膝酸软，睡有鼾声，渐见头摇肢颤，不能自主，舌红，苔薄黄。 | 头晕目眩，耳鸣，记忆力差或善忘，头摇肢颤，溲便不利，寤寐颠倒，重则神呆，啼笑反常，言语失序，舌淡红，舌体胖大，苔薄白。 | 眩晕，心悸而烦，动则气短懒言，头摇肢颤，纳呆，乏力，畏寒肢冷，汗出，溲便失常，舌体胖大，苔薄白滑。 | 头晕目眩，头摇，肢体震颤，手不能持物，甚至四肢不知痛痒，胸闷泛恶，甚则呕吐痰涎，痰涎如缕如丝，吹拂不断，咳嗽，舌体胖大有齿痕，舌红，苔厚腻或白或黄。 |
| 治法 | 滋阴潜阳 | 填精益髓 | 补中益气 | 豁痰息风 |
| 代表方剂 | 滋生青阳汤 | 龟鹿二仙丹 | 补中益气汤或四君子汤送服天王补心丹 | 导痰汤 |

# 第11章 辨脉诊治经络肢体病证

| 方解 | 方中生地黄、白芍、石斛、麦冬养阴以潜阳；石决明、磁石镇逆以潜阳；桑叶、甘菊、薄荷、柴胡清肝以解郁热；天麻平肝息风，滋燥缓急。诸药配伍，则滋阴与潜阳，相得益彰，尤适于阳亢较甚者。本证亦可选用滋荣养液膏，药用女贞子、陈皮、干桑叶、熟地黄、白芍、黑芝麻、旱莲草、枸杞子、当归身、鲜菊花、黑穞豆、南竹叶、玉竹、白茯苓、沙蒺藜、炙甘草治之。本方长于养阴，尤适于虚风内动者。 | 方中以鹿角通督脉，龟板通任脉，一善温养阳气，一善滋养阴精，均为血肉有情之品，善补人之真气；人参大补中气，则气之源头得助，气化改善，气血调畅；枸杞子滋补肝肾。四味相合，填精益髓，达到补养精、气、神三宝之功。方中可酌加熟地黄、鳖甲、丹参、赤芍以滋阴活血。有热象者，加知母、黄柏清相火；畏寒肢冷者，加淫羊藿、肉苁蓉温养肾阳。 | 补中益气汤调补脾胃，益气升清；四君子汤健脾益气；天王补心丹滋阴养血，宁心安神。临证时，可酌加枸杞子、鸡血藤、丹参、天麻、钩藤以增强其养血息风之效。挟痰者，加半夏、贝母、瓜蒌、橘络祛痰通络。本证亦可用心脾双补丸，药用人参、玄参、五味子、远志肉、麦冬、神曲、酸枣仁、柏子仁、白术、贝母、生甘草、丹参、苦桔梗、生地黄、川黄连、香附、朱砂，共为细末，以桂圆肉熬膏代蜜，捣丸如弹子大，每晨嚼服1丸，开水送服。 | 本方以半夏燥湿降逆，茯苓健脾燥湿，湿去痰无以生，陈皮利气，甘草益脾，脾旺能胜湿，利气则痰无滞留，此二陈汤意；制南星以治风痰，枳壳理气降逆宽中。全方合用具有燥湿豁痰、理气开郁之功。临证时，酌加皂荚宣壅去垢，导滞以通窍；硼砂除热痰散结；生白芍、生石决明滋养阴血、平肝潜阳，可增豁痰息风之效；肝阳上亢者，加天麻、珍珠粉以平肝潜阳；肝火甚者，加夏枯草、龙胆草清肝泻火；大便秘结者，加大黄通腑泄热。 |

## ◆【预防与调摄】

增强人体正气，避免和消除导致颤震的各种致病因素，如尽量保持安定情绪，切忌忧思郁怒等不良的精神刺激；应保持环境安静舒适，避免受风、受热、受潮，生活要有规律，劳逸适度，节制房事；饮食清淡，进食尽可能定时定量；勿暴饮暴食及嗜食肥甘厚味，戒除烟酒，忌过咸伤肾之品；防止中毒及颅脑损伤，对预防颤震的发生都有作用。调摄护理方面，应加强功能锻炼，做适量运动，如按摩肢体、散步等，同时要注意安全。

# 腰痛

腰痛一病，外感内伤均可发生，病机为风寒湿热、气滞血瘀壅滞于经络，或肾精亏损、筋脉失养。因腰为肾府，但以肾虚为本，风寒湿热、气滞血瘀为标，虚者补肾壮腰为治，实者祛邪活络为法，临证应分清标本缓急，分别选用散寒、除湿、清热、理气、化瘀、益精、补肾等法，若虚实夹杂，又当攻中兼补，或补中兼攻，权衡施治。配合膏贴、针灸、按摩、理疗等法可收到较好的效果。注意劳逸结合，保护肾精，注重劳动卫生，避免外伤、感受外邪等，有助于预防腰痛的发生。

◆ 【辨证论治】

| 证型\论治 | 寒湿腰痛 | 湿热腰痛 | 瘀血腰痛 | 肾虚腰痛 |
|---|---|---|---|---|
| 脉象 | 脉沉紧或沉迟 | 脉濡数或弦数 | 脉多弦涩或细数 | 脉弦细数 |
| 症状 | 腰部冷痛重着，转侧不利，逐渐加重，每遇阴雨天或腰部感寒后加剧，痛处喜温，得热则减，苔白腻而润。 | 腰髋弛痛，牵掣拘急，痛处伴有热感，每于夏季或腰部着热后痛剧，遇冷痛减，口渴不欲饮，尿色黄赤，或午后身热，微汗出，舌红苔黄腻。 | 痛处固定，或胀痛不适，或痛如锥刺，日轻夜重，或持续不解，活动不利，甚则不能转侧，痛处拒按，面晦唇暗，舌隐青或有瘀斑。 | 腰痛以酸软为主，喜按喜揉，腿膝无力，遇劳则甚，卧则减轻，常反复发作。偏阳虚者，则少腹拘急，面色㿠白，手足不温，少气乏力，舌淡脉沉细；偏阴虚者，则心烦失眠，口燥咽干，面色潮红，手足心热，舌红少苔。 |
| 治法 | 散寒除湿，温经通络 | 清热利湿，舒筋活络 | 活血化瘀，理气止痛 | 偏阳虚者，宜温补肾阳；偏阴虚者，宜滋补肾阴 |

## 第11章 辨脉诊治经络肢体病证

| 代表方剂 | 渗湿汤 | 加味二妙散 | 身痛逐瘀汤 | 右归丸或左归丸 |
|---|---|---|---|---|
| 方解 | 方中干姜、甘草、丁香散寒温中,以壮脾阳;苍术、白术、橘红健脾燥湿;茯苓健脾渗湿。诸药合用,温运脾阳以散寒,健运脾气以化湿利湿,故寒去湿除,诸症可解。 | 方中以黄柏、苍术辛开苦燥以清化湿热,绝其病源;防己、草薢利湿活络,畅达气机;当归、牛膝养血活血,引药下行直达病所;龟板补肾滋肾,既防苦燥伤阴,又寓已病防变。诸药合用,寓攻于补,攻补兼施,使湿热去而不伤正。 | 方中以当归、川芎、桃仁、红花活血化瘀,以疏达经络;配以没药、五灵脂、地龙化瘀消肿止痛;香附理气行血;牛膝强腰补肾,活血化瘀,又能引药下行直达病所。诸药合用,可使瘀去壅解,经络气血畅达而止腰痛。 | 偏阳虚者,以右归丸为主方温养命门之火。方中用熟地黄、山药、山茱萸、枸杞子培补肾精,是为阴中求阳之用;杜仲强腰益精;菟丝子补益肝肾;当归补血行血。诸药合用,共奏温肾壮腰之功。<br><br>偏阴虚者,以左归丸为主方滋补肾阴。方中熟地黄、枸杞子、山茱萸、龟板胶填补肾阴;配菟丝子、鹿角胶、牛膝以温肾壮腰,肾得滋养则虚痛可除。若虚火甚者,可酌加大补阴丸送服。若腰痛日久不愈,无明显的阴阳偏虚者,可服用青娥丸补肾以治腰痛。 |

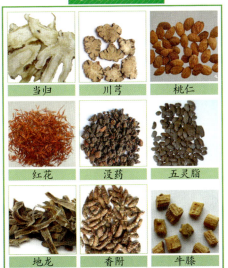

身痛逐瘀汤

当归　川芎　桃仁
红花　没药　五灵脂
地龙　香附　牛膝

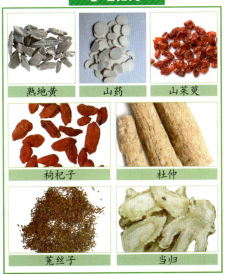

右归丸

熟地黄　山药　山茱萸
枸杞子　杜仲
菟丝子　当归

| 备注 | 肾为先天，脾为后天，二脏相济，温运周身。若肾虚日久，不能温煦脾土，或久行久立，劳力太过，腰肌劳损，常致脾气亏虚，甚则下陷，临床除有肾虚见证外，可兼见气短乏力，语声低弱，食少便溏或肾脏下垂等。治当补肾为主，佐以健脾益气，升举清阳，酌加党参、黄芪、升麻、柴胡、白术等补气升提之药，以助肾升举。 |
|---|---|